AF474672

ÉTUDES EXPÉRIMENTALES

SUR LE

FLUIDE NERVEUX

ET

SOLUTION RATIONNELLE

DU PROBLÈME SPIRITE*

* **Titre de la première édition.**

ÉTUDES EXPÉRIMENTALES

SUR LE

FLUIDE NERVEUX

ET

SOLUTION RATIONNELLE

DU PROBLÈME SPIRITE*

PAR

A. CHEVILLARD

PROFESSEUR A L'ÉCOLE NATIONALE DES BEAUX-ARTS

QUATRIÈME ÉDITION

Revue, corrigée et précédée d'un aperçu

SUR

LE MAGNÉTISME ANIMAL

Les phénomènes prétendus spirites sont la preuve de l'existence maladive d'une émission nerveuse.

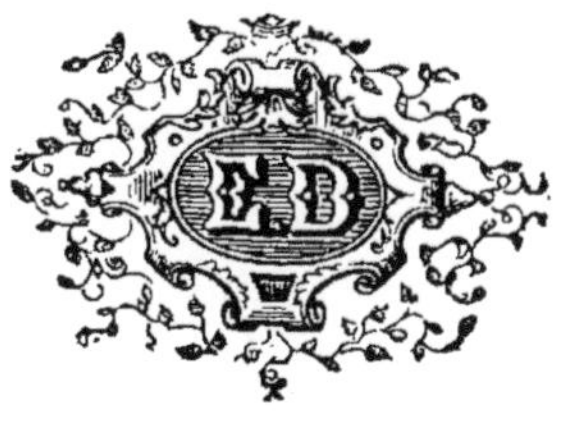

PARIS

E. DENTU, LIBRAIRE-ÉDITEUR

PALAIS-ROYAL, GALERIE D'ORLÉANS, 17 ET 19

1882

TABLE DES MATIÈRES

		Pages.
	Aperçu sur le magnétisme animal	1
I.	Les savants n'ont pas étudié le spiritisme	9
II.	Définition du spiritisme. — Doutes de M. Foster. — La révélation spirite. — M. Mathieu	11
III.	Comment je me suis décidé à étudier les phénomènes dits spirites. — Méthode suivie	16
IV.	Les impressions sensorielles ont lieu par vibrations	20
V.	De l'acte mécanique extérieur commandé par la volonté, et de sa perception	23
VI.	Description du phénomène élémentaire névrostatique et typtologique	27
VII.	Craquements du bois. — Battements ou gouttes nerveuses. — Interprétation du public	29
VIII.	Probabilité que le soi-disant médium bat les coups lui-même. — Expérience personnelle	30
IX.	Comment je reconnais l'intégration du mouvement vibratoire en choc mécanique de l'agent nerveux	33
X.	Interprétation définitive des battements tabulaires dits névrostatiques ou étincelles obscures	37

XI. Le médium n'a pas conscience de son acte. — De la bonne foi du médium 41

XII. Du médium typtologue ou physique. — Opposition au médium 44

XIII. De la condensation nerveuse extérieure 47

XIV. Bruits de scie, de clef, de rythmes d'air, etc. — Émission nerveuse auriculaire. 51

XV. Tour de l'orange. — Histoire du cousin de Nantes. . . 54

XVI. Phénomène névro-statique et dynamique. 59

XVII. Médiums concordants. — Transports et balancements de l'organe-table 60

XVIII. Danse des esprits. — Le cuivre rouge conduit le fluide nerveux. — Cas de trois médiums concordants. — La corbeille 64

XIX. Ascension tabulaire. — Conclusion sur les mouvements d'objets inanimés 68

XX. Phénomène volontaire à distance. — Table se mouvant seule 72

XXI. Durée de la conservation du fluide nerveux. — Tables tournantes 74

XXII. L'accordéon de Daniel Home 79

XXIII. Des diverses formes de la consommation fluidique extérieure sur l'objet inanimé. — Cas où l'objet serait animé. — Formule générale des phénomènes volontaires 84

XXIV. Émissions violentes. — Le curé d'Ars. — Danger de la prétendue médiumnité. — Angélique Cottin. — Phosphorescence nerveuse 87

XXV. Suite des émissions violentes — Invocation ardente. — Peur. — Idée fixe. — Obsession. — Hallucination. — Illumination nerveuse. — Poissons électriques. . . . 92

XXVI. Condensation intérieure altérant les tissus sensoriels du fœtus. — Envies ou regards. — Extension de la formule XXIII. — Extatiques. 97

XXVII. Anneau magnétique. — Hypnotisme. 102

XXVIII. Transmission de pensée. — Mme R. L... — Crisiaques de Morzine. 105

XXIX. Synthèse des phénomènes réels 110

XXX. De l'agent dit fluide nerveux. 112

XXXI. Opinion de Hippolyte Renaud sur les phénomènes réels prétendus spirites. — Vœu de l'auteur . . . 115

FIN DE LA TABLE

ÉTUDES EXPÉRIMENTALES

SUR CERTAINS

PHÉNOMÈNES NERVEUX

ET SOLUTION RATIONNELLE

DU PROBLÈME SPIRITE

APERÇU SUR LE MAGNÉTISME ANIMAL.

Les précédentes éditions de ces études sur le soi-disant spiritisme ayant été, dès la première (1869), l'objet d'un grand nombre d'appréciations très diverses et très opposées, mais témoignant toutes de l'intérêt qu'on porte à la question, je crois répondre à ces appréciations, à cet intérêt, en présentant au public une nouvelle édition qui relate plus de faits, et soit plus développée que la première au point de vue rationnel. Plusieurs personnes me voyant ramener les phénomènes qualifiés de spirites au domaine du magnétisme animal, m'ont exprimé le regret de ne pas trouver dans mon travail un exposé succinct de la théorie magnétique. Je ne crois pas pouvoir négliger une observation de cette importance. Quoique la théorie magnétique générale ne soit pas indispensable pour l'intelligence de la question que j'ai traitée, un aperçu dans le sens demandé ne saura qu'ajouter de l'intérêt à cette question, en faisant comprendre, au moins, ce qu'est dans son ensemble le problème général du magnétisme animal.

On a reconnu de toute antiquité qu'une personne pouvait parfois exercer sur une autre personne (généralement névropathe), par une action volontaire quelconque, mais intense et continue, et même, quelquefois par sa seule présence, une influence capable de la jeter dans un état anormal dit magnétique, en lui faisant exécuter, dans cet état, des actes singuliers que l'état de veille ne comportait pas. Les causes de ces faits instables, inhabituels mais nullement surnaturels, paraissant obscures, quelques faits pouvant être attribués à l'imagination du sujet impressionné, la plupart des faits restant niés par ceux qui ne les avaient pas vus, de là les difficultés qu'ont rencontrées les plus célèbres magnétiseurs, depuis Mesmer (1780) jusqu'à Dupotet (1881), pour obtenir des corps savants une constatation officielle du magnétisme animal.

Cependant ces difficultés mêmes ont donné lieu à tant d'expériences vérifiées depuis un siècle, soit isolément, soit publiquement, par les hommes les plus dignes de foi et les plus instruits, mais dégagés de préjugés scientifiques, que la mise en doute de l'existence de ces faits n'est plus aujourd'hui possible.

Les phénomènes magnétiques connus sont, les uns certains actes physiologiques assez fréquents, les autres, des actes psychologiques beaucoup plus rares, mais tous presque toujours accompagnés du symptôme de l'œil convulsé vers le haut ou vers le bas, sous une énergique occlusion des paupières, la peau étant devenue insensible, ou plutôt sensible sans douleur, avec les mains souvent violacées. Leurs caractères généralement observés sont : la soumission directe ou indirecte à la volonté du magnétiseur, la cessation des perceptions par les organes des cinq sens comme dans le sommeil ordinaire, des perceptions imprévues par des points nouveaux du corps, tels que le bout des doigts, l'épigastre, etc. ; enfin des perceptions nouvelles dont les plus curieuses sont, dans le *somnambulisme magnétique* : la sensation des douleurs d'autrui, la perception de la pensée du magnétiseur ou *soustraction de pensée;* et dans l'état de *lucidité,* qui est le plus rare : la connaissance d'un objet voilé, la vue des sympômes maladifs internes, la prévision à époque fixe des suites naturelles des maladies.

Dans tous les cas, le sujet, une fois réveillé, n'a aucune connaissance des actes exécutés par lui pendant l'état magnétique, ce qui n'a pas lieu au réveil de l'état de rêve ordinaire.

Malgré diverses analogies, les phénomènes magnétiques ne peuvent être confondus avec les phénomènes produits sur les hystériques, au moyen de l'hypnotisme et de la métalloscopie combinés (1882). La cause principale en est que, dans ces derniers, l'action personnelle de l'opérateur n'intervient pas, mais bien un matériel toujours disponible, ce qui n'a pas lieu dans l'action magnétique, sujette d'ailleurs à beaucoup de cas d'instabilité.

Les divers états magnétiques sont décrits avec d'intéressants détails dans le consciencieux rapport du docteur Husson, lu à l'Académie de médecine le 28 juin 1831, au nom de la commission que cette Académie avait choisie dans son sein en 1826 pour examiner ces phénomènes. On sait que l'Académie crut bien faire en n'adoptant pas les conclusions de ce rapport.

La méthode expérimentale, à qui l'on doit tant de progrès dans les sciences d'observation, n'y considère, pour ne pas s'égarer, que des faits matériels acquis, pour les rapporter à d'autres faits plus généraux également matériels. Elle s'est trouvée inquiétée devant les faits magnétiques, par suite de la difficulté d'en fixer rigoureusement les conditions de reproduction. Ces conditions, résidant en partie dans la puissance de volonté du magnétiseur, ont, en effet, un point de départ psychique variable, qui répugne aux expériences. Cependant Newton n'a pas eu besoin de pénétrer la cause mystérieuse de l'attraction universelle pour permettre que les lois de la mécanique céleste fussent entièrement découvertes après lui. On peut en dire autant des lois électriques, lesquelles, pour être comprises, n'exigent pas la connaissance de la nature exacte de l'électricité. De même, sans admettre une force indépendante de l'organisme, on se rend parfaitement compte, avec le savant docteur Gavarret, des fonctions si nombreuses et si variées du système nerveux dans la vie organique et de relations; surtout, lorsque n'allant pas plus loin, on néglige, faute d'éléments suffisants, la question de la recherche du rapport entre une manifestation psychique et le travail cérébral correspondant, autrement dit, tout le vaste problème de la vie intellectuelle. Mais la question actuelle est bien différente, puisque c'est *a priori* et visiblement que le sujet en expérience y est actionné par une force en dehors de son organisme.

Les activités du système nerveux, déterminées par l'excitation périphérique, s'expliquent par l'activité propre ou neurilité de la fibre, qui, dans un premier ordre de nerfs, transmet cette excitation aux centres nerveux; mais les activités directes que détermine la volonté libre par les nerfs d'un autre ordre émanant du cerveau, exigent que cette volonté y emploie un moteur, un excitateur inconscient; nous l'appellerons la force neurique ou plutôt l'agent nerveux, celui qui, partant du cerveau, donne aux fibres de cet ordre leur activité propre, leur neurilité. Sans regarder cet agent comme un principe essentiel de force vitale autrement que comme agent de la volonté libre, sans discuter les opinions des diverses écoles magnétiques, nous supposerons, pour un instant, avec Deleuze, l'agent nerveux comme s'échappant à la façon d'un fluide, du regard, des mains du magnétiseur, et pénétrant le sujet, pour lui faire exécuter les actes magnétiques à mesure que ce fluide ou que cette force envahira les parties de son être, principalement le cerveau. Comme les récents travaux des physiologistes tendent à localiser les principes des actes de la vie de relations, et même de la vie intellectuelle, en des parties déterminées du cerveau ou de l'encéphale, ne peut-on pas penser que ces parties, surexcitées par le nouveau fluide nerveux introduit chez le sujet, ne seront anatomiquement aptes à produire, au fur et à mesure de leur envahissement respectif, que des actes magnétiques d'espèce déterminée pour chacune d'elles? Sauf encore à savoir apprécier, au point de vue des influences volontaires, la force de tempérament et d'intelligence des divers magnétiseurs qui tenteraient d'actionner le même sujet. Tels sont les points à élucider, selon moi, et dont l'étude, sans base à l'époque du respectable Deleuze, ne présentait alors aucune chance de succès.

Je crois avoir indiqué ainsi la tendance, possible aujourd'hui, d'une théorie à faire des phénomènes magnétiques entre personnes, et il ne me reste plus maintenant qu'à montrer comment l'ouvrage actuel doit contribuer à fonder cette théorie, en précisant nettement son point de départ.

La définition générale du magnétisme animal est celle-ci : *Branche d'histoire naturelle qui traite des effets que l'homme peut exercer par l'influence de son action nerveuse sur une chose ou sur une personne.*

L'ordre logique n'est pas celui des découvertes humaines. Si l'action magnétique entre personnes a été constatée sous le nom trop général de magnétisme animal, et trop particulier d'hypnotisme, l'action magnétique sur une chose n'est découverte scientifiquement que d'aujourd'hui, quoique exploitée, depuis des années, sous le nom de spiritisme, et autrefois de magie. La magnétisation de personne à chose, qu'on pourrait appeler *magnétisation mécanique*, est entièrement indépendante, comme faits et comme théorie, de la magnétisation entre personnes. Je crois avoir donné, dans les chapitres suivants, l'exposé complet de la théorie de la magnétisation mécanique (ou des faits malheureusement dénommés spirites), non pas en prenant, d'après Deleuze, le fluide nerveux comme une hypothèse, mais en démontrant expérimentalement la réalité de son existence; toutefois, sans définir sa nature intime plus qu'on ne définit celle de l'électricité. Il est impossible, en effet, qu'une chose puisse être actionnée mécaniquement par un médium, sans que le moteur de ce travail ne soit quelque réalité invisible et insaisissable, une substance impondérable, si l'on me permet ce mot, agissant comme un ressort que pousse la volonté directe, et qu'on appellera, en ce sens, le fluide nerveux du magnétiseur (voyez § § V et XXX). Je crois enfin avoir en même temps démontré que la superstition spirite n'est, comme toutes les superstitions, que le résultat d'une fausse interprétation de faits naturels, susceptibles d'une explication toute rationnelle.

Le fluide (ou l'agent, ou l'influx) nerveux n'étant plus alors une hypothèse, mais quelque chose d'aussi irréfutable que l'attraction de l'aimant ou que l'électricité, et agissant comme elle à distance, le magnétisme animal entre personnes devient, comme faits et comme théorie, la suite, le développement considérable du magnétisme mécanique; c'est ce qui sera facile à vérifier par le raisonnement dans bien des cas magnétiques entre personnes, même pour ceux qui, ne connaissant du magnétisme que les faits cités plus haut, auront lu les chapitres suivants. La théorie générale du magnétisme animal pourra donc être plus aisément élucidée aujourd'hui. Ce livre en représente la première partie sous un autre titre dont l'intention première, plus simple et plus immédiate, se trouve définie *a priori*.

Quant à la seconde partie, traitant essentiellement du *magnétisme animal entre personnes*, elle sera beaucoup plus considérable et beaucoup plus savante que la première partie. Nous la trouvons enfin abordée pour la première fois avec succès, depuis 1880, dans la curieuse *Étude scientifique sur le somnambulisme* du docteur Despine, lauréat de l'Institut, et nous y renvoyons le lecteur.

Paris, août 1882.

I

LES SAVANTS N'ONT PAS ÉTUDIÉ LE SPIRITISME.

Je pense que la meilleure manière d'étudier des phénomènes nouveaux, au point de vue scientifique, est de les vérifier d'abord avec le plus grand soin, et ensuite, de n'exposer ses idées qu'aux personnes qui ont fait les mêmes constatations que vous, ou qui, du moins, veulent bien admettre que vous avez su voir.

Il est fâcheux de pouvoir affirmer que les faits improprement appelés spirites n'ont pas été jugés dignes d'attention par quelques savants. Montaigne reproche une téméraire présomption à ceux d'entre eux qui prétendent fixer les limites du possible à l'invraisemblable ; et moi, je leur demande de vouloir bien tenter, au moins, de détruire des erreurs entretenues par de prodigieuses illusions, telles qu'elles peuvent conduire des hommes jusqu'à l'aliénation mentale, et même jusqu'au suicide (Victor Hennequin). Il leur suffira, pour cela, sans admettre le magnétisme animal, d'enseigner que la soi-disant faculté médianimique n'est qu'une fonction d'expansion nerveuse, qui existe naturellement chez divers animaux, et dont le principe, gisant dans la volonté directe, peut être acquis par l'homme actionnant un objet, au moyen d'exercices persévérants et pénibles, sans produire autre chose, par des actes déterminés, que l'inconscience de la personnalité de la pensée et de son exécution. Mais quelques-uns vont même jusqu'à nier des faits matériellement visibles, c'est-à-dire parfaitement contrôlables, et fournissent ainsi, avec naïveté puisque c'est contre leur intention, des arguments aux partisans de la secte.

On a prétendu que le surnaturalisme antique des oracles et actes divinatoires, dont beaucoup n'étaient que du spiritisme, s'évanouissait devant les faits de cette nouvelle branche d'histoire naturelle qui a nom *le magnétisme animal,* encore peu connu même des magnétiseurs. Cette assertion que j'applique également à tout le merveilleux des sciences dites occultes, est tout à fait exacte pour moi, si elle s'entend du magnétisme animal appliqué aux objets animés et inanimés, selon la définition générale donnée plus haut. Il faut choisir entre cette opinion et celle qui ne voit dans les faits soi-disant divinatoires ou spirites que l'intervention des Esprits, attendu la difficulté d'une troisième interprétation possible.

II

DÉFINITION DU SPIRITISME. — DOUTES DE M. FOSTER.
LA RÉVÉLATION SPIRITE. — M. MATHIEU.

On entend généralement par le mot de *spiritisme* l'ensemble des phénomènes singuliers dont on s'occupe depuis huit cents ans dans l'Inde sous le nom de manifestations des Pitris, depuis vingt-cinq en Amérique et en Europe, et qui sont malheureusement attribués à l'intervention d'Esprits frappeurs par plus de cinquante millions d'adeptes.

C'est dans le courant de l'année 1853 que le spiritisme fit invasion en France. Il était né quatre ans auparavant aux États-Unis, à Rochester. Trois jeunes miss, Anne Leah Fish, Marguerite et Catherine Fox, s'attribuèrent tout à coup la faculté de pouvoir évoquer les âmes des défunts, et parcoururent les villes de l'Union en prêchant l'exemple. De longues discussions s'élevèrent de tous côtés. Il y eut des croyants instantanés et des saints Thomas de mauvaise foi, qui ne voulurent pas voir, ou qui nièrent après avoir vu. Depuis cette époque, le spiritisme progresse toujours, surtout dans les réunions privées, parce qu'il n'a guère été attaqué que par la raillerie, que les faits de subterfuges ont été mêlés aux phénomènes vrais pour en tirer des profits ; et qu'enfin les phénomènes vrais n'ont pas encore été classés ni étudiés jusqu'à présent, bien qu'ils existent et existeront toujours, comme étant des produits maladifs spéciaux à l'espèce humaine, et par conséquent toujours dignes d'intérêt.

Les journaux américains, *le Spiritualiste de la Nouvelle-Orléans*, le *Spiritual Age*, etc., sont remplis d'anecdotes et de prédications qu'on retrouve dans les ouvrages d'Allan-Kardec. De toutes ces publications, les seules lignes que je citerai sont celles de M. Foster, qui m'a paru doué d'un rare bon sens :

« On vous a mal informé en vous disant que j'étais spirite. Le rapport qu'on vous a fait relativement à mon expérience des effets de cette influence mystérieuse sur ma personne est également incorrect dans son ensemble. Je crois fermement à une espèce de phénomènes, à la fois matériels et spirituels, que l'on attribue communément aux esprits humains désincarnés; mais j'en ignore tout à fait la cause. Que ces phénomènes soient produits et contrôlés par de l'intelligence, et même par une intelligence en dehors de nous, je ne vois pas de raison pour en douter; mais, bien sérieusement, je doute que mes compagnons morts aient rien à faire en cela. Mes doutes reposent sur un sentiment instinctif contre lequel toutes sortes d'arguments ont échoué jusqu'ici. Ma conviction actuelle est que l'explication spirite sera quelque jour remplacée par une autre plus satisfaisante et plus croyable, etc., etc.

« S. S. FOSTER. »

Page 300 du journal *le Spiritualiste*, Nouvelle-Orléans.

Les doutes de M. Foster peuvent être étayés par des arguments d'une grande valeur morale et intellectuelle, à défaut des causes réelles, qui ne doivent être recherchées que scientifiquement, si l'on tient à éclairer la question. Un grand criminel par exemple, n'est guère coupable, s'il n'a fait que subir invinciblement l'influence de l'âme d'un brigand. Voilà un cas très fréquent, où, selon les spirites, l'assassinat avec préméditation sera chose excusable.

Si les esprits produisaient les phénomènes dits spirites, comme ils traversent instantanément la matière, lisent dans les âmes les uns des autres et dans celles des hommes, ils nous auraient communiqué des connaissances nouvelles et précieuses sur les faits religieux, historiques, astronomiques, etc. Pas un seul enseignement nouveau ne ressort du *Livre des Esprits*, du *Livre des Médiums*, de *l'Évangile selon le spiritisme*, ni des revues spirites américaines et françaises.

En fait de nouveautés sur la vie future, vous n'y trouverez que des affirmations dont l'origine ne se peut vérifier, et que tout homme un peu intelligent saura bien inventer après avoir lu, s'il le faut, Swedenborg, Fourier, Jean Reynaud, Victor Considérant.

M. Allan-Kardec dit, *Livre des Esprits,* page 43, que la doctrine spirite lui a été dictée par saint Augustin. Ayant objecté au directeur d'une revue spirite que ce docteur de l'Église proscrivait expressément dans ses confessions toutes consultations divinatoires de trépieds, de tables, etc., il me fut répondu que tout progressait dans l'univers, et que saint Augustin avait changé d'opinion après sa mort. Même objection et même réponse pour les autres pères de l'Église, entre autres pour Tertullien qui, dans son *Apologétique*, s'élève énergiquement contre les pratiques démoniaques. Ne voilà-t-il pas maintenant le principe de la révélation spirite bien solidement établi ?

Il est vrai que, page 500 du *Livre des Médiums*, J.-C. paraissant avoir donné une consultation médianimique, M. Allan-Kardec émet un doute sur l'identité divine : « Mais, dit-il, c'est à cause du style de l'esprit parleur ! » Quel criterium imprévu! Comme un honnête spirite doit se trouver rassuré de n'avoir que le style d'un esprit pour décider de son identité, surtout lorsqu'il apprend de M. Allan-Kardec qu'un esprit, qualifié de farceur, peut répondre à la place de l'esprit invoqué! Cependant ma pensée n'est pas de suspecter la bonne foi de M. Allan-Kardec. Il dit, au *Livre des Esprits*, que puisqu'on voit des objets se mouvoir sous l'influence des médiums contrairement aux lois physiques, et en dehors de tout ce que peut faire un magnétiseur, il ne reste plus à attribuer aux faits de médiumnité qu'une cause surnaturelle. Voilà un argument violent. On voit que M. Allan-Kardec ne sait pas douter, et surtout, qu'il ne soupçonne pas ce qu'ont très bien soupçonné Hippolyte Renaud et quelques autres, c'est-à-dire, ce que je prétends démontrer ici, savoir : l'*Action dynamique du magnétisme animal sur les objets inanimés;* et son ignorance est cependant plus excusable que celle de tant d'hommes instruits de nos jours qui nient encore le magnétisme entre êtres animés. M. Allan-Kardec raisonne absolument comme les prêtres de Diane et d'Isis, comme les thaumaturges de tous les temps. Se croyant en possession d'un argument de certitude de sa doctrine, il y plie subsidiairement l'interprétation des faits, avec plus ou moins de bonheur, au moyen de la méthode sentimentale. Enfin M. de Mirville, en quatre volumes in-8°, collectionne tous les faits d'apparition, tous les actes surnaturels anciens et nouveaux, pour n'y trouver (ceci est publié en 1866) que l'action incessante du diable !

Un certain M. Mathieu, ancien pharmacien militaire, qui a écrit des fables distinguées, s'est beaucoup occupé du spiritisme, sans réussir à le comprendre. Il nous révèle, *après sa mort*, qu'avec l'aide de saint Augustin, il a pénétré ce mystère. Dans tous les cercles spirites, M. Mathieu est, en effet, devenu prophète de la loi nouvelle. Deux ou trois cercles ont-ils séance le même jour et à la même heure, M. Mathieu y parle en même temps ; et si vous vous en étonnez, on vous répond purement et simplement que M. Mathieu possède le don d'*ubiquité*. Rien à dire à cela, c'est à prendre ou à laisser. Mais il ne faut pas perdre de vue que des volumes de critiques les mieux fondées sur la prétendue religion ou philosophie spirite, comme il en a été publié récemment (*Les folies du spiritisme*, par ...., *Des sciences occultes et du spiritisme*, par J.-B. T..., etc.), tendent seulement à prouver l'invraisemblance des doctrines spirites, sans laisser voir aucune appréciation sérieuse sur leur origine; ces critiques sont donc insignifiantes, parce qu'elles ne montrent pas que leurs auteurs connaissent mieux la raison des faits que les spirites eux-mêmes. Et, en effet, la superstition spirite, véritable phylloxera de l'intelligence, ne peut être ruinée qu'en détruisant sa base, qui est le mode de révélation qu'elle emploie pour affirmer la communication volontaire entre l'homme et les âmes.

III

COMMENT JE ME SUIS DÉCIDÉ A ÉTUDIER LES PHÉNOMÈNES DITS SPIRITES. — MÉTHODE SUIVIE.

J'ai suivi pendant quatre ans les expériences du soi-disant spiritisme, sans me laisser décourager par la mauvaise foi de ceux qui en font commerce ni par la crédulité des personnes nombreuses qui, admettant d'abord spiritement quelques phénomènes matériellement vrais, faute de pouvoir les étudier scientifiquement, sont amenées ensuite à croire aux jongleries les plus outrées de la part de ceux qui les exploitent ; et cela, sans qu'il soit nécessaire de se procurer chez Faulkner, fabricant d'instruments de physique à Londres, des aimants, des batteries électriques, des fils métalliques destinés à être cachés dans les planchers, dans les meubles, etc.

Je ne me suis pas laissé influencer par les observations de plusieurs médecins distingués, et de quelques savants qui voulaient m'éloigner de ces recherches. Je dois dire cependant qu'un médecin bien connu, le docteur D..., qui n'a jamais rien vu en fait de spiritisme, m'a affirmé que la cause devait en être naturelle, mais qu'il ne s'en occupait pas, parce qu'il n'y voyait pas la ressource d'aucun moyen curatif. Ce médecin produisait lui-même des effets magnétiques remarquables, mais il avait peut-être tort de n'en rien inférer d'utile pour sa pratique.

J'ai longtemps négligé de m'assurer de l'existence des faits du magnétisme animal, tout en trouvant singulières les conclusions négatives de l'Académie de médecine sur le rapport de la commission prise dans son sein pour examiner ces faits, et dont j'ai parlé plus haut. La vue de certains actes produits par des personnes d'une sincérité incontestable m'a parfois ébranlé. J'ai fini par y croire, quand j'ai reconnu que je pouvais moi-même réaliser ces effets dans cette partie si spéciale des sciences naturelles.

J'ai dû me décider, par suite, à expérimenter également les phénomènes dits spirites matériellement vrais, seul d'abord, puis devant quelques amis. J'ai obtenu, à force de persévérance, des résultats très nets, d'une amplitude remarquable, qui m'ont poussé à reprendre d'anciennes études sur la physiologie du système nerveux. Car s'il est vrai que, dans les actes de l'économie animale, le système nerveux n'intervient que d'une manière indirecte, en jouant le rôle de régulateur, de coordonnateur des actes de l'organisme vers un même but, le développement de l'animal, j'avais bien remarqué aussi que certaines altérations de ce système coïncidaient toujours chez le sujet (médium ou bien magnétisé) avec le pouvoir de produire un phénomène vrai (prétendu spirite ou bien magnétique). J'ai dû pénétrer dans les cercles, en évitant d'éveiller des soupçons qui n'eussent pas laissé le champ libre à mes recherches. J'ai vérifié, en quatre ans d'observations assidues, que les phénomènes vrais, prétendus spirites, sont plus faciles à contrôler que les phénomènes magnétiques ordinaires, ce qui n'est pas étonnant, puisqu'ils se passent sur des objets inanimés; mais qu'il est très pénible de s'exercer à reproduire les phénomènes spirites physiquement vrais. J'ai pensé que, dès qu'un médium était sincère, je devais respecter son erreur, en le considérant comme un fanatique ou un malade; et, en effet, ce qu'on appelle si indûment la médiumnité ou la médianimité est, en définitive, une maladie nerveuse que chacun peut tenter de se donner. Enfin, mes peines n'ont pas été perdues, puisqu'à ma grande satisfaction ces recherches enchaînées dans un ordre méthodique renversent de fond en comble tout le merveilleux et sinistre édifice des grands prêtres spirites, en montrant dans les phénomènes vrais des propriétés nouvelles de l'expansion nerveuse, qui sont la confirmation la plus palpable des faits du magnétisme animal, lorsqu'il agit sur des objets inanimés.

Je résume ces propriétés en répétant, comme plus haut, que le véritable nom des phénomènes vrais dits spirites, ou médianimiques, est : *Phénomènes d'expansion ou d'émission nerveuse, ou de magnétisation animale, actionnant mécaniquement des objets inanimés, et qui produisent l'inconscience de la personnalité de la volonté et de son exécution.* Telle est la proposition générale que ces études ont pour but de démontrer.

Je répète, encore une fois, que je ne parle que des faits dont je suis sûr pour les avoir réalisés moi-même, et qui m'expliquent, par suite, d'autres faits que j'ai suffisamment contrôlés. Je ne peux espérer de convaincre que les personnes sans parti pris, sans opinion préconçue, qui auront vu ces faits anormaux, ces faits vrais, obtenus sans aucun subterfuge de physique ou de mécanique, ou de tromperie quelconque. Ils appartiennent, selon moi, à des régions encore inexplorées du domaine de la physiologie ; et, avant d'y arriver, il me paraît utile d'examiner d'abord comment les impressions sensorielles font naître les premières pensées du cerveau, qui, elles-mêmes, commandent les actes de l'existence animale.

IV

LES IMPRESSIONS SENSORIELLES ONT LIEU PAR VIBRATIONS.

Les impressions sensorielles produisent les premières perceptions du cerveau, savoir : des perceptions toutes instinctives, personnelles, dans les premiers temps de la vie. L'homme existant, s'il veille, son cerveau, comme la moelle épinière, est dans un état normal d'excitation due à l'impression du sang artériel, et que j'appelle état vibratoire général ; il en perçoit certainement la sensation puisqu'on se sent vivre. Chaque sensation nouvelle de l'homme est comme un choc, ou produit un choc ou une vibration particulière qu'il reçoit en quelque endroit du cerveau, et qui réagit sur la masse totale déjà vibrante. C'est de cette réaction que naît la perception distincte de cette sensation.

Ces vibrations partielles du cerveau sont-elles celles de l'agent nerveux inconnu, ou bien d'autres vibrations de la matière cérébrale elle-même, ou enfin, les vibrations tantôt de l'une, tantôt de l'autre substance s'actionnant réciproquement? C'est une question qui restera indécise, même quand l'anatomie du cerveau sera plus connue. On sait, par exemple, par les vivisections, qu'en telle ou telle partie du cerveau ou de l'encéphale éclôt le désir, ou réside la faculté qui commande tel ou tel acte nécessaire à l'existence; mais on ignore quelle est celle des deux substances ci-dessus qui vibrerait plus initiativement sous ce désir, parce qu'il n'y a pas de fait palpable ou sensible à l'intérieur permettant d'établir quelque appréciation à ce sujet.

Si maintenant je considère l'homme dans la fonction de sommeil, l'état vibratoire général du cerveau continue, car c'est la vie; mais la sensation répercussive générale aussi de cet état, c'est-à-dire la sensation de la vie, n'existe plus : c'est le repos de la vie. S'il rêve, c'est que la répercussion a lieu seulement en quelques portions de la masse cérébrale, où naissent des idées dont la perception ne se produit que par ces parties, seules réveillées. Ces idées sont des opérations mémoratives que fait une activité intellectuelle restreinte, loin de l'influence des sens, mais avec une conscience au moins partielle du moi, hors de l'action d'une volonté réfléchie. En effet, nous savons par expérience journalière : 1° que les perceptions normales des sens n'ont lieu, par les trajets nervosensitifs, qu'en l'état de veille, c'est-à-dire lors de la sensation répercussive générale dite perception de la vie; 2° que la connaissance du rêve a lieu au réveil, et que le même rêve peut continuer dans une reprise du sommeil. Toutefois, la notion précise du temps n'a guère lieu dans le rêve, non plus que toute autre notion abstraite, ni dans l'état somnambulique qui en est, d'ailleurs, si différent.

Du reste, il est bien reconnu aujourd'hui que les cinq sens : vue, ouïe, etc., ne sont que les modifications d'un sens unique, le toucher, de même que la fleur et ses organes ne sont que les transformations de la feuille. Cela signifie que la surface extérieure de l'animal, qui, à l'état rudimentaire de création, dépourvu de tout élément anatomique figuré, n'avait guère qu'un sens et qu'un organe, s'est, dans la formation ascendante des êtres vivants, organisée sur plusieurs points en diverses façons, pour arriver à y ressentir plus distinctement les vibrations ambiantes, avec les variations de vitesses qui différencient la lumière du son, etc. Ces points organisés sont devenus ainsi les sièges des cinq sens; mais ce ne sont que des instruments de perfectionnements exigeant un système nerveux qui n'existait pas dans l'organisme primitif, où les propriétés physiologiques étaient diffuses.

Ceci explique comment une personne magnétisée peut voir ou entendre par l'épigastre. Il suffit que, sous l'oppression de la volonté du magnétiseur, la peau du sujet, envahie par l'agent nerveux surabondant, acquière ainsi une sensibilité suffisante pour ressentir les vibrations lumineuses, sonores, ailleurs qu'aux sièges normaux de l'état de veille ; et ces vibrations seront ensuite instantanément transmises, par les trajets nervosensitifs du toucher ainsi modifié, au cerveau du magnétisé, qui acquerra par là la perception correspondante. On peut préférer à cette explication du phénomène de la *transposition des sens* la théorie du docteur Despine, page 165 de son ouvrage précédemment cité, entièrement fondée sur les découvertes les plus récentes en physiologie, et qui ne saurait trouver place ici.

V

DE L'ACTE MÉCANIQUE EXTÉRIEUR COMMANDÉ PAR LA VOLONTÉ, ET DE SA PERCEPTION.

Les impressions sensorielles ayant fait naître les premières pensées matérielles du cerveau, les actes mécaniques que celles-ci commandent sont exécutés par nos organes, par des moyens purement mécaniques ou physiologiques, sans que la métaphysique ait rien à y voir. On sait que la volonté transmet instantanément son ordre au muscle qui fait agir un doigt, par exemple, par l'intermédiaire d'un trajet nerveux partant du cerveau pour aboutir à ce muscle. Le nerf transmettant l'agent de la volonté au muscle moteur, celui-ci devient extenseur, je suppose, et fait mouvoir tout le prolongement osseux de l'articulation autour d'elle, à la façon d'un levier du genre troisième, dans le cas actuel, c'est-à-dire interpuissant. Or on a reconnu, par le microscope, que le nerf est un tube renfermant un axe central séparé de l'enveloppe extérieure ou *névrilème*, par une substance isolante relativement à l'agent nerveux lancé le long de l'axe; on peut donc dire que l'agent nerveux agit là comme fait l'agent électrique, le long d'un fil métallique enveloppé d'une matière isolante, et que le muscle moteur impressionné devient un récepteur organique, produisant sur l'os mobile qui est ici la *phalange*, la puissance au point d'insertion ou point actif du levier interpuissant. L'organisme d'impressionnement de ce récepteur est une disposition anatomique de ses fibres, qui ne permet à leurs molécules, saisies par l'agent nerveux, qu'un mouvement d'espèce déterminée, comme s'il s'agissait de quelque appareil mécanico-électrique. C'est ainsi qu'on peut comprendre la mise en jeu de la névrilité d'abord, et de la contractilité musculaire ensuite. On sait bien, d'ailleurs, que l'activité propre d'un muscle peut être mise en jeu par une excitation extérieure, comme l'activité propre du trajet nervomoteur.

Que l'identité soit complète entre les agents ou influx électrique et nerveux, je ne le pense pas, même *a priori*, à cause de l'immense différence des fonctions qui leur incombent. En tout cas, je ne vois pas d'inconvénient, actuellement qu'il s'agit d'effets mécaniques visibles, à admettre, pour la facilité des explications, le mot de fluide impondérable, au lieu du mot trop vague d'agent, si les phénomènes nerveux et électriques se comportent comme s'ils paraissaient être les manifestations d'une substance qui fût à la fois fluidique et impondérable, renvoyant au chapitre XXX une discussion à ce sujet, parce que les effets extérieurs de l'agent nerveux seront alors plus connus. Toujours est-il que les causes des mouvements de ces parties du corps, qui, chez l'animal, exécutent spécialement les actes de la vie de relations, me paraissent consister uniquement en des dispositions mécaniques préparatoires des fibres musculaires, mises en jeu par un fluide analogue au fluide électrique, le fluide nerveux ou l'électricité animale lancé par l'acte de la volonté, du cerveau dans les trajets nervomoteurs. Et ceci n'empêche pas qu'au point de vue du travail exécuté, l'action d'un muscle moteur n'ait été justement comparée à celle d'une machine à feu qui transforme la chaleur en mouvement, et réciproquement.

Il est important d'ajouter, en écartant le cas d'un mouvement réflexe, que, dans tout acte volontaire mécanique d'un organe extérieur quelconque où je n'examine pas comment ma volonté a été déterminée, il n'y a que deux faits intellectuels à considérer : 1° Le fait de ma volonté, qui a commandé l'acte par le trajet nervomoteur partant du cerveau et aboutissant aux muscles qui font mouvoir ma main, par exemple; 2° le fait de ma conscience qui a senti l'exécution de l'acte au moyen de l'ébranlement nerveux en retour, que l'effort musculaire exercé a reporté au cerveau par le trajet nervosensitif. C'est ce second fait qui me donne la perception que j'exécute moi-même l'acte que je me commande. Entre 1° et 2° il n'y a pas d'intervalle de temps appréciable. Ma main touche, pour ainsi dire, à mon cerveau par le trajet nerveux qui les joint. Si ma main frappe une table, l'acte mécanique est toujours perçu par ma conscience, comme je viens de le dire; mais de plus, il est contrôlé, dans le cas actuel, par trois sens qui envoient au cerveau leurs perceptions spéciales, savoir : le toucher de frottement de l'air et surtout du choc sur la table, la vue du mouvement exécuté par ma main, l'audition du bruit du choc.

Ces trois contrôles n'existent pas toujours, l'aveugle-sourd n'aura que celui du toucher. Il est évident qu'ils sont non-nécessaires pour la perception de l'acte, ils n'en sont que confirmatifs. On sait d'ailleurs que, bien heureusement, les actes mécaniques des organes intérieurs de la vie animale, tels que foie, poumons, cœur, etc., sont inconscients, et par conséquent sans contrôle direct.

Je passe maintenant à la description du phénomène vrai le plus simple et le plus commun, celui dont l'explication contient virtuellement celle de toutes les autres, celui que l'on pourrait appeler pour cette raison le *phénomène élémentaire* du spiritisme, observable dans tous les cercles, si l'on sait s'y introduire.

VI

DESCRIPTION DU PHÉNOMÈNE ÉLÉMENTAIRE NÉVROSTATIQUE ET TYPTOLOGIQUE.

Plusieurs personnes s'assoient autour d'une table, et y appliquent les paumes des mains étendues. Après un temps ordinairement court, on entend des *craquements* dans le bois. Un silence a lieu. Des *battements* réguliers très nets, comme des coups de doigts, comme des gouttes sonores, se font ensuite entendre. Selon les adeptes, ce sont les esprits présents qui donnent leur nombre. On dispose un alphabet ordinairement circulaire. Une personne interroge à voix haute en suivant l'alphabet avec un crayon. A chaque tour d'alphabet, on entend un battement sur la table. Quelqu'un écrit la lettre qui se trouve à ce moment sous le crayon, et la réunion de ces lettres forme des phrases indiquant la réponse de l'Esprit dit frappeur, qui signe ensuite son nom de la même manière.

Un mot est souvent deviné par ses premières lettres. Une personne l'achève de vive voix, et l'on entend un coup battu ou plusieurs pour indiquer que le mot est bien ou mal trouvé. Dans ce dernier cas, on recommence, et ainsi de suite.

La personne qui prétend amener ces battements

s'appelle le médium, parce qu'elle se dit intermédiaire entre l'Esprit consulté, qui censément les frappe, et la personne qui invoque. On comprend bien que la question n'est pas d'examiner ce que la table dit. Ce genre de contrôle n'amènerait rien de définitif; la question à résoudre est d'examiner comment elle dit, car c'est là qu'on doit trouver le criterium de la révélation, ce criterium invariable, quoique la réponse tabulaire change sans cesse.

Beaucoup de médecins préfèrent nier ce phénomène remarquable plutôt que de le constater, car il faudrait ensuite l'expliquer. D'autres admettent l'ineptie d'une interprétation par un muscle dit *craqueur*. Williams Crookes, de la Société royale de Londres, a soumis à des vérifications scrupuleuses plusieurs phénomènes curieux, dits spirites, publiés pour la première fois en 1870 dans le *Quarterly Journal of Science*, et dont je parlerai bientôt; mais c'est celui-ci que je préfère étudier d'abord, parce qu'il représente les faits dont il s'agit à l'état naissant, pour ainsi dire.

Qu'on appelle force psychique avec M. Crookes, agent ou fluide nerveux, force neurique avec d'autres, l'agent ou le moteur dont le médium dispose, ce n'est pas dans la dénomination de cet agent, c'est dans l'explication de son mode d'action le plus élémentaire qu'on trouvera le secret de la théorie générale des faits dits spirites; de même que c'est dans la théorie du mode d'action le plus simple des agents électriques qu'on trouve le point de départ des lois de ces faits, sans que la cause première en soit réellement plus connue, ou même sans qu'il y ait nécessité de la connaître. Je vais donner l'explication très naturelle, selon moi, du phénomène actuel que j'appelle névrostatique quant à la cause physiologique, typtologique quant à la forme visible du résultat.

VII

CRAQUEMENTS DU BOIS. — BATTEMENTS OU GOUTTES NERVEUSES. INTERPRÉTATION DU PUBLIC.

Les craquements dans le bois proviennent évidemment des inégales dilatations des fibres, résultant de la chaleur des mains imposées. Ces craquements n'ont plus lieu quand on recommence l'expérience, parce que les diverses parties de la table se sont mises en équilibre définitif de température. J'ai souvent vérifié ce fait.

Quant aux battements tabulaires ou coups dits typtologiques, ils sont d'une nature bien différente, puisqu'ils sont à la volonté du médium, comme on va le voir, et ils se reproduisent au fur et à mesure des expériences, après une première attente, et quelquefois ils cessent, parce que le médium est épuisé ou paralysé par la raillerie d'un assistant. Il le dit, et on verra qu'il a raison. Je vais démontrer cependant que ces battements, paraissant comme produits par des doigts invisibles, sont frappés par le médium qui pense et amène chaque lettre successivement, pour former le mot qu'il veut, et qui bat lui-même les coups d'approbation ou de désapprobation, quand on achève de vive voix un mot commencé.

Les personnes qui entendent frapper ces lettres en attribuent la venue à l'action des esprits qu'elles croient dans la salle, et le tour se trouve exécuté, tour d'autant plus curieux que tout le monde, sans exception, y est trompé, mais non pas dans la même mesure; car les assistants ne savent pas que le médium est obligé de penser séparément d'abord un mot, puis chaque lettre pour faire le mot, tandis que celui-ci connaît bien cette obligation, qu'il cache pour se grandir, mais sans se douter le moins du monde de la raison physiologique qui l'y contraint.

Quelles sont les observations qui ont dû me conduire à la véritable interprétation des battements tabulaires?

VIII

PROBABILITÉ QUE LE SOI-DISANT MÉDIUM BAT LES COUPS LUI-MÊME. EXPÉRIENCE PERSONNELLE.

J'ai remarqué d'abord que le soi-disant médium ne quittait pas l'alphabet des yeux; que lorsqu'il était inintelligent, les réponses l'étaient aussi. Chez M. P..., le médium étant Mme D..., sa bonne, puissante médium d'une stupidité remarquable, les réponses n'étaient jamais que oui, un coup, non, deux coups ou des nombres; que si le médium était instruit ou spirituel, les réponses avaient le même caractère; que toujours un médium intelligent faisait venir des réponses consolantes pour le consultant affligé, ou flatteuses pour son amour-propre, ou ambiguës en cas de prévision difficile.

La théorie médianimique enseignant que le médium dégage un fluide par lequel l'Esprit s'animalise pour frapper, est obligée d'admettre, selon les cas, tantôt que le fluide d'un médium stupide stupidifie l'Esprit le plus intelligent, tantôt le principe inverse; ou bien que tel Esprit a progressé après la mort du corps; en général, qu'un Esprit invoqué ne peut parler que par l'intermédiaire d'un médium de même *calibre intellectuel* que lui; qu'on n'est jamais sûr de l'identité d'un Esprit parce qu'un autre Esprit peut prendre sa place et son nom, etc., etc.

Tout cela me donnant une bien pauvre idée du monde des Esprits, je pensai que le mot de Buffon : *Le style, c'est l'homme*, pris ici à la lettre, était sans doute la clef de ce mystère, c'est-à-dire que le médium était, tout simplement, l'auteur perpétuel des réponses. J'en suis devenu presque convaincu, lorsque seul, chez moi, posant les mains sur une petite table en bois non verni, et tendant fortement ma pensée vers une idée grave, absorbante, je suis arrivé, après trois semaines d'essais très pénibles, à produire les battements paraissant comme articulés; ils avaient quelque chose de plein, de limpide, qui les distinguait parfaitement des craquements antérieurs que j'appellerai rugueux, et dont j'ai dit la cause, § VII. D'ailleurs, ils étaient volontaires! Ces battements ou gouttes nerveuses portaient parfaitement le caractère, soit de ma satisfaction par leur rapidité, soit de l'hésitation quand je doutais ou m'inquiétais, soit de la régularité quand j'avais une conviction tranquille.

Suivant l'alphabet d'une main lorsque mon autre main reposait sur la table, je n'obtenais que des lettres sans aucun sens, parce que ma volonté n'était pas, bien entendu, de me donner un mot *a priori*, c'est-à-dire de me duper moi-même. Mais j'affirme que tout battement désiré, isolément et non comme lettre, arrivait seul très nettement. Deux battements désirés successivement arrivaient de même; trois de même. Et je ferai remarquer que je répétai cette expérience, qui me fatiguait beaucoup, devant plusieurs personnes qui la constatèrent avec moi, sans qu'elles pussent la reproduire elles-mêmes. Je n'hésite pas à dire que ce fait singulier m'a inquiété jusqu'au moment où j'ai pu me démontrer que je me répondais à moi-même, sans m'en douter.

IX

COMMENT JE RECONNAIS L'INTÉGRATION DU MOUVEMENT VIBRATOIRE EN CHOC MÉCANIQUE DE L'AGENT NERVEUX.

Ce qui m'a mis enfin tout à fait sur la route de la vérité, c'est d'avoir observé dans les expériences tabulaires faites chez M. P..., où la table était grande, en bois blanc, sec et non verni, comme un frôlement titillatif très net sous ma main, comme une espèce d'*aura* fraîche et caressante, sentie également par tous les assistants quelques secondes avant les battements typtologiques, et surtout d'avoir aperçu que cette impression ou vibration générale cessait chaque fois et en même temps qu'un battement avait lieu. La première fois que je ressentis cette impression, je m'en inquiétai tout haut, et les habitués du cercle me répondirent : « C'est le souffle qui annonce la présence des Esprits. »

Chez M. F..., j'ai eu l'occasion de faire remarquer que la chaise du médium C... avait ce mouvement vibratoire avec une intensité considérable, et qu'il n'existait pas dans les autres chaises. Le docteur F.., adonné à la foi spirite, n'en a rien conclu. A chaque battement tabulaire, je remarquais, debout derrière le médium, que les vibrations de sa chaise s'anéantissaient pendant le même instant. Assis à la table, je faisais de nouveau la même remarque sur la disparition instantanée des vibrations tabulaires et sur leur retour.

Si l'idée de vibrations peut être critiquée comme concept *a priori* dans l'explication de certains phénomènes intérieurs dépendant d'un agent invisible, aucune, selon moi, ne saurait mieux caractériser le mode d'agir, l'effet de ces sensations tactiles, générales et uniformes que tant de personnes ont pu reconnaître.

L'observation des vibrations générales s'éteignant à chaque coup battu, et renaissant ensuite, fut pour moi un trait de lumière ; je suis le premier qui ait signalé cette observation importante. J'ai compris qu'il y avait actuellement transformation ou contraction, ou capitalisation, ou mieux encore *intégration* du mouvement vibratoire général en choc mécanique, à chaque coup battu, et cela, par le seul fait de la satisfaction spontanée du médium. Je conçois la vibration comme une différentielle de l'action nerveuse ou de l'électricité animale, existant *a priori* dans tous les phénomènes réels, dits spirites.

Il arrive ici, du reste, un effet des plus connus en mécanique. Jamais un mouvement, jamais une force ne s'éteint brusquement, il n'y a que des transformations. Dans les expériences de tir d'artillerie, le mouvement rectiligne du boulet qui frappe une plaque de fonte se transforme en mouvement vibratoire calorifique et même lumineux, par le choc écrasant partiellement le boulet sur la plaque. Par la même raison, si par une cause quelconque, la terre pouvait être arrêtée dans sa rotation autour de son axe, ce mouvement se transformerait en mouvement vibratoire calorifique d'une intensité suffisante pour la ramener à l'état incandescent et même gazeux, sans diminuer sa masse totale, qui serait alors transformée en comète. Réciproquement, la chaleur se transforme en mouvement et travail mécanique, d'après la valeur donnée par Joule de l'*équivalent mécanique de la chaleur* (1843). C'est une loi invariable, vraie dans l'infiniment petit comme dans l'infiniment grand, complètement indépendante des circonstances au milieu desquelles la transformation se manifeste, et de l'intermédiaire employé pour la réaliser. Nous verrons plus loin que les autres phénomènes vrais, prétendus spirites, ne sont que des conséquences diverses de la loi de transformation mécanique du mouvement vibratoire nerveux.

J'ai conclu de l'intermittence vibratoire et de mes remarques précédentes, que l'action latente du médium qui consiste à lancer fortement son désir et à l'éteindre soudain, au moment où le crayon arrive sur la lettre qu'il attend, condensait les vibrations de la table en un battement, et que si moi-même j'avais eu d'abord des battements irréguliers, quand j'espérais former un mot inconnu sur la table où j'opérais seul, c'était précisément parce que je ne pouvais, comme je l'ai dit, avoir de volonté prédéterminée sur une lettre, n'étant pas, d'autre part, soutenu par l'approbation d'assistants bienveillants. Je comprenais que ces deux conditions de force nerveuse qui me manquaient se réunissaient, au contraire, à l'avantage du médium public, dans un milieu sympathique, de sorte que l'intégration en battement, qui est son fait à la fois personnel et inconnu de lui, devait en être, par cela même, plus régulière et plus sonore. J'avais bien remarqué, d'ailleurs, qu'au commencement des expériences publiques, les coups étaient souvent faibles et indécis, en même temps que le visage du médium avait le caractère de l'hésitation.

Quant aux dimensions des tables, je croirais volontiers que si une table imprégnée est petite, comme celle sur laquelle j'expérimentais, les vibrations générales sont courtes et alors insensibles, mais sans cesser d'exister.

Dans l'action magnétique réussie entre deux personnes, j'ai fréquemment constaté par la vue et le toucher, le mouvement trépidatif des mains et souvent de tout le corps du magnétisé, préalablement au sommeil magnétique complet; similitude remarquable avec l'observation des vibrations tabulaires nerveuses; effets analogues de la première imprégnation de l'influx nerveux sur un objet animé ou inanimé. On ne peut nier que la table ne soit le récepteur de l'agent nerveux émanant du médium, et imprégnant les mains imposées des assistants.

Il était difficile de n'être pas amené à une conclusion définitive après tant d'observations, et je vais l'exprimer en détail, vu son importance pour la suite.

X

INTERPRÉTATION DÉFINITIVE DES BATTEMENTS TABULAIRES DITS NÉVROSTATIQUES OU ÉTINCELLES OBSCURES.

En reprenant les §§ VII, VIII, IX, on dira que les vibrations de la table, après que ses parties se sont mises en équilibre de température, ne sont autres que les vibrations fluidiques provenant de la fonction maladive d'*émission nerveuse* du médium.

En l'état normal, chacun émet du fluide nerveux, mais non de manière à faire vibrer sensiblement la surface d'un corps solide que l'on touche. Le médium est sans doute aidé aussi par l'émission naturelle des assistants crédules, émotionnés, toujours nombreux; car tout envoi fluidique, même très faible, vers la table, doit s'y répartir de suite, à cause de sa température déjà convenable. J'ai bien remarqué aussi, comme on le verra plus loin, que l'action d'un ou de plusieurs assistants énergiques et incrédules, peut paralyser celle du médium en arrêtant son émission.

Dans le cas actuel, la table est véritablement magnétisée par l'émission du médium; et le mot de magnétisée n'a d'autre sens que de faire entendre qu'elle est couverte ou imprégnée de fluide nerveux vibrant, c'est-à-dire vital du médium, après l'équilibre préalable de température. La table est alors comme un harmonica qui attend le coup de marteau de la pensée de celui qui l'a imprégnée. Le médium désire un coup à un moment qu'il va fixer, en regardant attentivement le crayon courir sur l'alphabet, et ce désir en arrivant subitement au maximum à l'instant venu, et s'éteignant aussitôt, engendre un choc cérébral comme une détente, qui se répercute immédiatement par les trajets nerveux sur la surface tabulaire vibrante, § IX. Le coup résonne en intégrant sur un point les vibrations de la table par un fort éclat ou étincelle obscure appelée vulgairement battement, dont le bruit est la conséquence de cette condensation ou contraction instantanée, faite dans l'air ambiant. L'agent de cette transmission nerveuse ou électrique animale entre le cerveau et la table n'est assurément pas plus intelligent en soi que l'agent de la transmission électrique entre deux stations télégraphiques.

L'intégration qui donne le battement empêche, selon moi, que les vibrations générales soient dites une modification purement moléculaire de la surface de la table ou de la lame d'air y adhérente. Il faut supposer quelque chose de plus distinct, de plus extérieur, que j'appelle le fluide impondérable émis par la volonté du médium, le fluide nerveux ou électrique animal; observation qui s'applique également aux phénomènes magnétiques entre êtres animés, sauf à renvoyer au § XXX pour une discussion mieux préparée alors sur le véritable sens du terme.

De même l'intégration en forme d'étincelle brillante, la sensation qu'éprouve mon doigt en déchargeant un conducteur électrisé, sont les premières raisons qui m'induisent à concevoir l'agent électrique tout d'abord sous la forme fluidique, vibrante et impondérable. Que l'influx nerveux soit latent *a priori* pour se manifester par vibrations de proche en proche et sans jet au moment actif, ou qu'au contraire l'action nerveuse consiste dans la course infiniment rapide du fluide lancé du cerveau, ce qui est peu probable, ces distinctions sont à la fois impossibles et peu utiles à reconnaître. Mais je répète que l'idée de vibrations est toujours celle qui s'accommode le mieux au mode de ressentir et d'expliquer l'impression du phénomène actuel, quel que soit ce qui vibre.

On voit toujours que la table semble obéir, et on le croit, si l'on pense que c'est elle qui intègre les vibrations nerveuses à chaque coup battu. Voilà pourquoi certaines personnes diraient que la table est animée, idée fausse, puisque c'est le médium qui y condense l'influx nerveux; elle ne l'est pas plus que ma main lorsqu'elle exécute un acte mécanique, § V, et, en outre, le médium ne sait pas même ce qui se passe, tout en remplissant, d'ailleurs, l'obligation mentale dont j'ai parlé au § VII.

Je crois avoir expliqué maintenant la cause des coups paraissant frappés dans le phénomène élémentaire, § VI, et justifié suffisamment leur nom de battements névrostatiques. On peut même dire que *la table transmet la pensée du médium*, puisque les battements indiquent les lettres qui forment les mots exprimant cette pensée. Toutefois, on comprendra que ce n'est pas après une seule expérience qu'on peut être amené à admettre mes conclusions ; c'est la cause de beaucoup de difficultés pour les personnes qui veulent voir et étudier les phénomènes, après avoir lu le présent travail. Diverses circonstances peuvent faire que les parties de la table se mettent en équilibre de température, sans donner de craquements appréciables ; puis, que le mouvement vibratoire général qui vient après ne soit pas sensible. Il peut arriver que ce mouvement vibratoire ayant été sensible une première fois sur la table, cesse de l'être, malgré sa permanence, et soit cependant sensible dans la chaise du médium, avec les intermittences de battement tabulaire. En tout cas, dès qu'il y a *battement*, et le bruit en est caractéristique, on peut affirmer : 1° que ce battement est un acte volontaire névrostatique vérifiable ; 2° que l'équilibre de température tabulaire existe déjà ; 3° que le mouvement vibratoire général existe aussi, et qu'il s'intègre, se capitalise dans chaque battement.

XI

LE MÉDIUM N'A PAS CONSCIENCE DE SON ACTE. DE LA BONNE FOI DU MÉDIUM.

J'étais donc parvenu à pouvoir imprégner de fluide nerveux un objet inanimé, par un exercice fatigant de plusieurs semaines; et je dis que je me répondais à moi-même, sans m'en douter, ce qui expliquera les effets mentionnés au § VIII; car on comprend bien, maintenant, que ces battements paraissant comme articulés, venaient de moi-même. Mais comment ignorais-je que j'en fusse l'auteur?

Si mon bras obéit à ma volonté, j'en ai de suite la perception, parce que l'effort musculaire, même le plus léger, dépend d'abord d'un trajet nervo-moteur, et ensuite réagit à mon cerveau par les trajets nervo-sensitifs, comme je l'ai dit § V. Mais sur la table, où les cellules nerveuses de mes doigts et de la paume de ma main déposent le fluide vibrant, émission de ma volonté, ma pensée, en se fixant, fait naître un acte mécanique qui est bien mon fait personnel, § IX; mais, contrairement à ce qui se passe dans un coup de mon bras, je ne peux avoir la conscience de ma personnalité dans le choc nerveux émanant de moi, parce que ce choc n'est pas frappé par un effort musculaire dépendant d'un trajet nervo-moteur, et entraînant la connaissance par un trajet nervo-sensitif spécial aboutissant au cerveau, § V. D'ailleurs, ce choc se produit parfois autre part que sous les doigts.

Il n'existe donc aucun contrôle par le toucher, ni par la vue. Il est vrai que j'entends le coup à l'oreille, même n'étant qu'un simple auditeur, et que j'éprouve quelquefois, au même instant, une sensation singulière sous le doigt, si je suis le médium opérant; mais comme je n'ai pas la perception de l'initiative personnelle d'un choc, et que je ne vois pas de mouvement, cette constatation imparfaite m'illusionne encore plus, en me faisant attribuer le coup à autre que moi. Il faut donc affirmer enfin que *le médium n'a pas conscience de son acte.*

Quant au médium regardant les lettres, et faisant battre ou plutôt battant à son insu celles qui lui conviennent pour faire le mot, il croit que les Esprits répètent ainsi chaque lettre en même temps qu'il la pense; mais ordinairement, il croit encore que la pensée première du mot lui est suggérée par l'Esprit, quoiqu'elle lui soit suggérée réellement par son intérêt, sa convoitise, son discernement, c'est-à-dire par sa personnalité morale. Dans ce cas, l'honnêteté du médium est incontestable, bien que les conséquences puissent en être désastreuses. C'est le cas, bien connu des voyageurs, de ces chefs africains du Dahomey, consultant leur calebasse pour savoir combien de prisonniers ils doivent égorger. Le vase leur renvoie leur propre volonté par autant de battements névro-statiques qu'ils désirent de victimes. C'est de la férocité inconsciente.

Si, au contraire, le médium se croit maître absolu de choisir le mot qu'il veut, les Esprits frappeurs ne sont plus pour lui que des domestiques instantanés, et sa bonne foi m'est alors suspecte, puisqu'il sait, sans savoir comment, que les réponses sont de lui. Mais les assistants ne sont pas aptes à contrôler la sincérité du médium, et s'il donne des renseignements désagréables ou faux, ils les attribuent assez naturellement à des Esprits méchants ou trompeurs. Nous verrons plus loin le cas également fréquent où le médium répond au désir du consultant dont il saisit la pensée, à l'insu de chacun d'eux.

La théorie spirite consiste à dire que l'Esprit s'animalise, en s'emparant du fluide émis par le médium, pour frapper les coups typtologiques ; elle se trouve donc anéantie, si l'on comprend bien maintenant que c'est la personne même du médium qui, par son émission maladive, produit, sans savoir comment, un battement volontaire, à chaque désir accompli.

XII

DU MÉDIUM TYPTOLOGUE OU PHYSIQUE. — OPPOSITION AU MÉDIUM.

Chacun de nous, plus ou moins difficilement, peut devenir médium, typtologue ou physique, ou plus exactement magnétiseur d'objets inanimés, si l'on ne craint pas d'altérer sa santé par des déperditions fréquentes de fluide nerveux; car j'ai souvent entendu les médiums se plaindre d'une fatigue épuisante, bien visible, lorsque les expériences se prolongeaient longtemps. J'ai dit, § VIII, comment j'avais réussi pour moi-même, après trois semaines d'essais pénibles. C'est une question de patience et surtout de tempérament. Mlle H.... y a mis trois mois, elle voulait en faire son état. Il me semblait d'abord étonnant que les esprits demandassent tant de temps pour exaucer un postulant vraiment sincère. Cela ne leur faisait pas honneur. *Pour devenir médium physique,* il ne s'agit que d'habituer sa volonté à se tendre fortement vers un désir, une pensée fixe et impressionnante, en posant la paume des mains et des doigts sur une table en bois sec, non verni, petite et légère, si l'on est seul; si l'on est suffisamment nerveux, au bout d'un certain nombre d'exercices d'environ quinze minutes chacun, on réussira, après équilibre préalable de température, à imprégner la table de son fluide vital ou nerveux, assez pour en tirer, au moment d'un effort de volonté, une contraction ou intégration bruyante de vibrations nerveuses qui sera, en général, ressentie sous les doigts. Il ne sera pas difficile, ensuite, d'arriver par un exercice soutenu à la reproduction totale du phénomène élémentaire, § VI.

Il est évident que le danger est plus grand, si l'on opère sur une table en marbre, parce qu'elle soustraira trop vite, étant plus conductrice que le bois, la chaleur des mains aux paumes en contact. La température des paumes des mains est peu inférieure à celle du sang, et elle doit réchauffer la table, mais assez lentement pour que la déperdition manuelle se répare, sans sensation pénible, aux dépens de l'organisme, de façon à permettre l'émission nerveuse ultérieure. Le problème de se rendre médium typtologue, devant un public sympathique, sera toujours réussi, lorsque l'exercice préliminaire précédent aura été mené à bonne fin, pourvu qu'on ne reste pas trop longtemps sans pratiquer. Existe-t-il une prédisposition naturelle à la production de ces faits, dits si improprement médianimiques? Je l'ignore. J'ai seulement remarqué que les médiums de profession que j'ai connus étaient chlorotiques, ou rachitiques, ou scrofuleux, ou lymphatiques, par conséquent dominés, en général, par le système ganglionnaire, et toujours, sans exception, névropathes.

Je me rappelle que M. P... fut un soir très gêné, sa

médium D... l'ayant menacé publiquement de ne plus lui obéir. Je commençais à comprendre que les phénomènes soi-disant spirites n'étaient, comme la plupart des phénomènes magnétiques, que des manifestations de volontés secrètes; et je m'en suis assuré en réussissant à paralyser, au moyen d'une énergique opposition intérieure, les battements que produisait un médium voisin, et cela, malgré la concordance des assistants avec lui. J'ai ainsi profité de ma force névro-statique pour arrêter l'énonciation commencée du nom de Dieu, dans un cercle crédule, au moment d'une prédiction importante. On sait qu'à l'instar des médiums américains, les médiums français ont adopté une *batterie aux champs*, comme signe typtologique du nom divin. On ne peut imaginer les commentaires spirites qui furent amenés par cette interruption subite dont moi seul je savais la raison.

Quant à l'action magnétique d'une personne sur une autre, elle est moins sujette à réussir en public que l'action spirite, ou mieux névro-statique, parce que le médium sait d'avance s'il est suffisamment exercé sur un objet qui n'a rien de variable puisqu'il est sans vie, tandis que pour la magnétisation entre deux personnes, il faut un concours volontaire sérieux avec des conditions inverses de tempérament, d'où suit que l'action est souvent nulle pendant les premières séances. D'ailleurs, le magnétiseur doit avoir quelques notions d'anatomie du cerveau, doit étudier les modes d'agir par lesquels le sujet paraît s'impressionner plus aisément, et surtout ne pas laisser ébranler sa volonté par aucune circonstance extérieure.

XIII

DE LA CONDENSATION NERVEUSE EXTÉRIEURE.

L'illusion des *doigts qui battent* n'a rien de bien ridicule, selon moi, à cause des difficultés inhérentes à son explication. La qualité de mon tempérament sanguin ultra-nerveux m'a bien servi dans cette recherche pénible. Je trouve presque admissible, même chez une personne instruite, la tendance *a priori* à quelque idée superstitieuse à propos de ce phénomène étrange, et je tiens plus déraisonnable la négation systématique si fréquente de l'existence des phénomènes, sans les avoir vus.

J'avais parfaitement constaté, la nuit, pendant bien des étés, avant ces recherches, on devinera comment, le fait de pétillements invisibles s'échappant de mes extrémités, pieds, mains et cheveux, lorsque le fluide nerveux ou l'électricité animale surabondait en moi. Chacun peut faire cette observation sur soi-même, sous la condition de tempérament convenable, ou mieux encore, en écoutant attentivement dormir une personne nerveuse dans le silence de la nuit. Le fait de véritables étincelles électriques, c'est-à-dire brillantes, s'échappant du corps humain, est parfaitement connu des voyageurs en certaines parties de l'Amérique et du Mexique, pendant la saison chaude.

L'intention du médium, latente pendant que le crayon court, aussitôt que son regard voit le crayon venir à la lettre qu'il attend, éclôt, par le désir arrivant au maximum et s'éteignant alors, en une intégration bruyante ou condensation fluidique que j'ai appelée aussi étincelle obscure. Comment nier cette propriété encore inconnue du fluide nerveux ou de l'électricité animale s'intégrant par le désir accompli du névropathe, puisqu'à chaque battement, éclatant si à propos, le mouvement vibratoire général disparaît pour reprendre ensuite, § IX?

D'autre part, l'idée de condensation ou contraction nerveuse produisant une étincelle obscure, peut acquérir ici, ce me semble, un plus grand degré de confirmation, si l'on veut se reporter à l'expérience connue de la *condensation électrique*. La *source constante* serait actuellement le médium, le *plateau collecteur* de l'électricité nerveuse ou animale est la surface supérieure de la table en rapport direct avec la source, la *lame isolante* est l'épaisseur de la table, le fluide n'existant que sur les surfaces; le *plateau condensateur* est la surface inférieure de la table. Dans l'appareil des plateaux, les décharges ont lieu par étincelles successives, au moyen de *l'excita-*

teur arc métallique, comme dans l'appareil névro-statique, les décharges ont lieu par battements amenés par l'excitateur *désir maximum réalisé soudain* ; mais, dans ce dernier cas, les battements sortent, avec leur bruit caractéristique, d'un des plateaux indifféremment peut-être, puisqu'ils semblent parfois éclore sous la table. On sait que la décharge de l'appareil des plateaux imprime une secousse plus ou moins violente au corps humain, lorsqu'on remplace l'excitateur métallique par le circuit des mains et du corps. De même le battement névro-statique ayant lieu sous la table, ou bien sous la main du médium ou d'un assistant, qui devient par ce fait médium ou magnétiseur concordant, imprime souvent à tel ou tel doigt de cette main une sensation fondante légère, mais nette, ainsi que je l'ai très bien observé. J'ai même remarqué que cette sensation rappelle l'impression que produit l'étincelle au doigt voisin d'un conducteur électrique. On conviendra qu'il n'est pas possible de rencontrer une analogie plus grande que celle que je signale, entre les décharges brillantes de la condensation électrique, et les étincelles obscures de la condensation nerveuse ou électro-animale.

Si l'on m'objecte que l'explication de la décharge électrique repose sur les propriétés des deux électricités positive et négative, je réponds que les physiciens admettent que cette dualité n'est elle-même qu'une supposition facilitant une théorie faisable encore, mais plus difficilement dans l'hypothèse d'un seul fluide, et je pourrais montrer que l'analogie continue de s'affirmer sous cette hypothèse. D'ailleurs, le fluide nerveux donne lieu à des effets d'attraction et de répulsion. Mais je préfère abréger ici, et noter une fois pour toutes que, quelques analogies curieuses entre les faits électriques et les faits névro-statiques ne sont pas le fond de mes explications. Une identité complète entre ces deux ordres de faits tendrait à établir l'identité entre les deux agents, ce qui ne saurait être vrai ; et je ferai remarquer, en ce sens, que, si la décharge de condensation électrique donne une secousse en quelque endroit du corps, il y a bien des cas où le battement névro-statique n'est ressenti sous aucun doigt, et où il semble sortir de points inoccupés de la table. La raison de ce fait sera comprise après le § XVII. On sait bien aussi que le verre est isolant pour l'agent électrique, tandis qu'au contraire il est excellent conducteur de l'agent magnétique. Les analogies partielles, je ne les recherche donc que pour ôter le plus possible aux phénomènes nerveux la tendance au surnaturel que bien des personnes seraient encore disposées à leur trouver, malgré les raisons directes et expérimentales que j'en donne.

Je ne vois pas que l'acte typtologique ou névro-statique, une fois compris l'état d'appendice organique de la table comme conséquence de son imprégnation nerveuse, paraisse plus étrange maintenant que l'exécution instantanée d'un acte bruyant de ma main commandé par mon cerveau. La différence ne gît, j'ai dit pourquoi, § XI, que dans la non-perception du premier acte. Cette non-perception a lieu également dans les mouvements naturels dits réflexes, mais non pas par la même cause, car l'acte névro-statique n'est pas une action réflexe; celle-ci est *une excitation extérieure inconsciente transformée en mouvement*. L'excitation névro-statique, au contraire, part du cerveau puisqu'elle est volontaire, c'est seulement le mouvement en battement qu'elle produit qui est inconscient, comme je l'ai expliqué au § XI.

Toutefois, si j'ai cru devoir traiter avec tant de détails, §§ VII, VIII, IX, X, XI, l'explication de toutes les circonstances du phénomène élémentaire, § VI, c'est parce qu'elle est la base de ma théorie des phénomènes vrais plus complexes, phénomènes dont je ne veux examiner que les plus connus, ceux que chacun a pu voir dans les cercles, attendu qu'ils sont en dehors de toute contestation.

XIV

BRUITS DE SCIE, DE CLEF, DE RYTHMES D'AIR, ETC. ÉMISSION NERVEUSE AURICULAIRE.

Il n'y a dans tout acte névro-statique que des condensations, ou contractions, ou intégrations de vibrations en étincelles obscures. Si l'on considère qu'un bruit continu n'est qu'une succession de bruits discontinus très voisins, ou d'éclats infiniment rapprochés, on en conclura que les actes névro-statiques produiront des bruits de nature déterminée, bruits de doigts, de métier, de moulin, de scie, etc., jamais des sons musicaux, parce que le médium exécute ces bruits mentalement, ce qui les réalise par intégrations successives (formant ou non continuité, mais coïncidant avec la pensée), dans la table imprégnée comme dans le cas des lettres. C'est toujours la loi de transformation mécanique du mouvement vibratoire citée § IX qui se vérifie. L'acte névro-statique, ou répétition tabulaire, est comme une réflexion ou un *écho de pensée mécanique*, avec cette observation, que l'écho physique ne coïncide pas avec le son qui le cause, tandis que l'écho de pensée mécanique coïncide avec la pensée, comme l'image se réfléchit dans la glace, au même moment que l'original passe devant elle.

On faisait souvent, chez M. P..., l'expérience suivante : une personne prenant une clef décrivait une courbe sur la table, ce qui donnait un bruit continu, plus ou moins varié. Quelques secondes après, ce bruit était répété dans la table. Il est clair maintenant que la médium D... le répétait tacitement, et le faisait se reproduire par intégrations continues concordantes à sa pensée dans la table imprégnée. Mais comme cette reproduction avait lieu quelques secondes après le bruit de la clef, elle semblait en être un véritable écho physique, apparence curieuse pour les assistants même non spirites, mais seulement apparence. Quoique je ne comprisse guère alors la raison de ce phénomène remarquable, je me rappelle avoir fait quitter la table à la médium D... aussitôt après la course de la clef, et la répétition n'eut plus lieu, ce qui gêna M. P..., et me donna à réfléchir.

Lorsqu'un assistant demandait un air rythmé, la médium D... le rythmait en pensée, et le rythme, je veux dire les intervalles variés des notes, se reproduisait par battements tabulaires. On demanda un motif connu d'opéra qui ne put venir. Mme D... parut embarrassée, ne sachant que les airs les plus vulgaires, tels que *J'ai du bon tabac*, etc. Les Esprits semblaient être en enfance.

Dans ces expériences névro-statiques, l'imposition des mains n'est bonne qu'à cause des épanouissements nerveux existant aux paumes et aux surfaces internes des doigts, en plus grande quantité qu'à toute autre extrémité du corps. Les phénomènes névro-statiques se produisent encore, mais plus difficilement, si la partie du corps appliqué à la table est peu nerveuse. Quelqu'un m'a dit avoir fait, en plein jour, chez lui, une question grave à une table, en y appliquant l'oreille. La réponse, pour être satisfaisante, voulait trois coups, qui furent battus successivement, légers et nets. Je crois très bien à ce phénomène. La personne devenant anxieuse, et, par suite d'émotion, médium ou magnétiseur instantané, a répandu par l'oreille du fluide nerveux sur la table ; celle-ci, imprégnée, a donné ou plutôt réfléchi en écho concordant la réponse au consultant abusé par lui-même.

XV

TOUR DE L'ORANGE. — HISTOIRE DU COUSIN DE NANTES.

On conçoit que cette propriété de *réflexion de la pensée mécanique* par le fluide nerveux vibrant sur la table puisse se prêter à bien des supercheries difficiles à démêler. J'ai entendu quantité d'Esprits frappeurs donner, dans les cercles spirites, des ordonnances médicales signées Esculape, Hippocrate, Galien, Swedenborg, Paracelse, etc. Ces Esprits supérieurs n'indiquaient jamais que des tisanes, des bouillons innocents, etc. Il est vrai que des spirites raffinés me disaient que ces grands hommes ne devaient sans doute pas avoir dégénéré dans l'autre monde, puisque tout progresse dans l'univers, mais qu'ils donnaient de pareils remèdes momentanément et dans l'intérêt du médium, afin qu'il ne fût pas inquiété en leur lieu et place pour exercice illégal de la médecine, vu, malheureusement, l'incrédulité actuelle des tribunaux en matière de spiritisme. Je ne pouvais leur répondre qu'en m'inclinant devant cette raison aussi prévoyante qu'inattendue.

Voici en quoi consiste le *tour de l'orange* qui s'est

passé devant moi chez le docteur F... Une forte table ronde en bois de chêne, avec une ouverture circulaire au centre, est placée au milieu du salon. Dix personnes, moi compris, prennent place autour de la table, et y imposent les mains. On entend d'abord les craquements du bois, puis on sent le mouvement vibratoire général. Des battements très nets résonnent près de l'ouverture. Le médium C..., scrofuleux très connu, qui, en ce moment, (1875), préoccupe la Société de Saint-Pétersbourg, annonce ainsi quinze Esprits. Une dame, voisine de C..., demande si l'Esprit de son mari, mort depuis dix ans, est là. Un battement répond oui. La dame demande si l'Esprit veut se manifester à elle en lui jetant l'orange. Nouveau battement, nouveau oui. Jusqu'ici nous savons que le phénomène est mécaniquement ou plutôt physiologiquement vrai; c'est le médium qui parle, on sait comment, §§ précédents. Mais le travail du médium va changer de nature.

On apporte une nappe, on la met sur la table, et l'ouverture circulaire devient une cavité hémisphérique où l'on pose l'orange. La dame paraît invoquer son mari. Soudain l'orange saute, et tombe presque entre les mains de la dame, dont la figure prend une expression de bonheur facile à comprendre. On remet l'orange.

Pendant cette expérience, j'avais regardé le médium, et lui trouvais une roideur, une immobilité qui ne me semblait pas naturelle. A ma grande satisfaction, une autre dame demande à recevoir l'orange, lancée par l'âme de son petit-fils, mort depuis quatre ans. Un battement répond oui. A cet instant, je lève doucement la jambe sous la table, et place mon pied sous la cavité hémisphérique. Je sens aussitôt le bout du pied du médium qui s'arrête sous le mien. L'expérience rate, l'orange reste immobile; mais le médium ne perd pas la tête, et il s'écrie que l'Esprit du petit-fils de la dame vient de sortir subitement. J'avais bien envie de dire que j'en savais le motif, mais tout le monde m'aurait condamné, et j'avais besoin d'observer.

M. P. G..., rédacteur scientifique de l'*Époque*, fit manquer de même le tour de l'orange chez le docteur F..., en 1868. Il a cru, je pense, que les battements tabulaires étaient une tromperie de même genre que le reste, quoiqu'il n'en dise mot dans son journal. Il faut convenir qu'il n'est pas possible d'apprécier à première vue les supercheries spirites, dès que les battements ou soulèvements tabulaires (voir plus loin) y remplissent un rôle ; mais l'*écriture directe* des Esprits (baron de G...), les cartes photographiques spirites (au moyen de deux clichés dont l'un, clandestin), les fantômes lumineux (par l'huile phosphorée comme les guitares Davenport), etc., sont autant de tromperies par trop évidentes, car les phénomènes nerveux n'y sont pour rien.

Bien des gens qualifient de spirites des faits à subterfuges d'escamotage, de physique ou de chimie. On pourrait en dire autant des tours de Robert-Houdin. Nous réservons l'expression de phénomènes vrais, prétendus spirites, pour ces faits anormaux, sans aucuns subterfuges, attribués à l'intervention des Esprits, pas trop déraisonnablement à mon avis, dès qu'on ne sait pas y reconnaître l'action nerveuse du médium névropathe, action que j'ai désignée sous le nom de *magnétisation mécanique* à la fois volontaire et inconsciente. On devine tout ce que l'hypothèse spirite peut permettre de fourberies ingénieuses à propos du phénomène anormal même le plus simple et le plus commun, qui est le phénomène élémentaire, § VI. Il n'est pas inutile d'en citer un second exemple.

En 186..., vivaient à Nantes M. A. de Paris et son cousin B..., né à Nantes, faisant un commerce considérable avec New-York. B... partit de cette ville sur le trois-mâts l'*Espérance* qui fit naufrage en route pour le retour. Peu de passagers furent sauvés, et dans la liste de ceux-ci, publiée par les journaux français et américains, le nom du cousin B... ne se trouva pas. M. A... attendit cependant trois mois, et se décida enfin à consulter le médium V..., très connu à Nantes. Par les soins du médium, l'âme de B..., consultée par la méthode typtologique, révéla à A... qu'elle était heureuse et détachée de son enveloppe corporelle; elle lui donna des conseils commerciaux. A... étant affecté d'une gastralgie opiniâtre depuis plusieurs années, l'âme lui formula une ordonnance médicale parfaitement insignifiante, mais avec un régime très sévère. Cela peut rarement mal faire. A... fut enchanté de ces précieuses révélations, et V... devint l'ami de la maison.

Plusieurs mois après, A... reçoit une lettre de Philadelphie signée de son cousin qui lui racontait l'histoire de son naufrage, et la façon miraculeuse dont il avait échappé à la mort; il terminait en annonçant son prochain retour à Nantes. On croira peut-être que le médium fut embarrassé pour expliquer l'apparition et les conseils de l'âme du vivant? Connaissant à fond les Écritures saintes... spirites, il déclara que le cousin B... devait être endormi au moment de la consultation médianimique, que son âme s'était alors détachée du corps pour venir résoudre ses questions, et que c'était à elle à répondre des choses fausses ou vraies qu'elle avait dites à ce moment, mystère qui s'expliquerait dès l'arrivée de B...

Ce que l'on constata seulement, c'est que V... s'empressa de disparaître, sans attendre le retour du cousin.

Si, rebuté des absurdités spirites, on affirme avec M. Louis Figuier, dans son intéressante *Histoire du merveilleux*, que ces phénomènes sont dus à des hallucinations collectives envahissant les médiums, les assistants à la table et les spectateurs, on tombe dans un autre extrême, où l'on est commodément dispensé de toute recherche, de toute analyse, et dont le faux est bien vite évident pour le premier venu qui pénètre, sans parti pris, dans un cercle où le médium est bon, c'est-à-dire névropathe assez pour la production du phénomène.

XVI

PHÉNOMÈNE NÉVRO-STATIQUE ET DYNAMIQUE.

Voici un fait plus curieux que les précédents, puisqu'il semble être une manifestation dynamique d'un objet inanimé; on le répète fréquemment dans les assemblées spirites. Mme F..., âgée de soixante ans, mère d'un de mes amis qui suivait avec moi ces expériences, me pria de la conduire au cercle de Mlle H..., ancienne institutrice. Cette dame avait perdu son fils cadet, de dix-huit ans, nommé Jean-Baptiste, et y pensait souvent. Nous arrivons au cercle, Mme F..., son fils aîné F..., et moi. Nous prenons place autour de la table, en tout douze personnes imposant les mains, y compris la médium H... Les esprits se comptent, et le premier qui prend la parole s'exprime ainsi typtologiquement : « Ma mère, je voyage dans le pays des anges où je suis très heureux en pensant à toi. Ne te tourmente pas pour les jours qui te restent à vivre, etc. » Je voyais la figure de Mme F... prendre une expression d'animation extraordinaire. Quelle ne fut pas sa stupéfaction, lorsqu'à la fin du discours, l'esprit signa Jean-Baptiste, la table se souleva malgré la pression de nos mains, vint se placer, en se balançant, sous la bouche de Mme F... dont elle reçut un baiser, et retomba immédiatement sur ses quatre pieds.

On admettra qu'un phénomène pareil, que j'ai vu se répéter chez Mlle R... et ailleurs, est fait pour provoquer des accidents cérébraux chez les personnes faibles, attendu que Mlle H..., qui ne nous attendait pas, pouvait peut-être savoir que Mme F... avait perdu un fils, mais qu'elle ignorait certainement son nom.

M. D..., auteur d'un ouvrage catholico-spirite très illuminé, a produit plusieurs fois, devant moi, des effets névro-statiques et dynamiques remarquables, sans autre médium que lui-même; il m'a paru sincère. Outre qu'il m'a semblé très nerveux, il est connu pour s'adonner à l'absinthe.

XVII

MÉDIUMS CONCORDANTS. — TRANSPORTS ET BALANCEMENTS DE L'ORGANE-TABLE.

Le phénomène névro-statique et dynamique actuel s'explique comme le précédent, mais il donne quelques notions nouvelles sur la *magnétisation multiple* d'un objet inanimé. La médium H.. , excellent magnétiseur de la table, après trois mois d'exercices, comme elle me l'a dit, bien entendu sous forme spirite, fort intelligente, sachant les ressources du magnétisme, avait vérifié l'émotion prévue de Mme F..., perdant beaucoup de fluide nerveux; la charge de la table se manifestait en vibrations plus intenses qu'à l'ordinaire. Mme F... se trouvait médium ou *magnétiseur concordant* avec Mlle H..., par son immense désir d'avoir une communication de son fils; et je le vérifiais très bien, *sentant des vibrations* dans la chaise de Mme F..., sachant qu'elles existaient dans la chaise de Mlle H..., et qu'il n'y en avait pas dans celles des autres assistants. On voit quelle est la sûreté de mes déductions.

Les vibrations tabulaires dues aux médiums concordants coexistent sans se nuire, de la même façon que coexistent les ondes de l'eau produites par les jets de plusieurs pierres.

Mlle H... a donc d'abord magnétisé ou imprégné la table, et Mme F..., la magnétisant sans s'en douter, attendant la signature et y pensant vivement, l'a dictée lettre à lettre, à son insu, d'où résulte, croira-t-on, que si Mme F.... n'avait pas su lire, la signature n'aurait pu venir. Cela n'est pas certain. Si les battements typtologiques avaient lieu sous la main de Mme F..., c'est parce qu'elle était médium concordante et savait lire. Mais si elle n'avait pas su lire, et que la signature fût venue de même, ce que j'ai vu arriver, il faudrait admettre que Mlle H..., excellent médium névropathe, l'aurait lue dans la pensée de Mme F... Dans ce cas, les battements typtologiques auraient eu lieu sous les doigts de Mlle H... (Voir § XXVIII.)

La manœuvre qui a suivi la signature a été produite par l'action volontaire de Mlle H..., toujours implicitement soutenue par Mme F... dégageant par émotion une grande quantité de fluide nerveux concordant. La table devenait momentanément *organe* de Mlle H..., lui obéissant comme l'aurait fait le bras de Mlle H..., porté vers la bouche de Mme F..., pour lui donner la main à baiser, ce qui explique la correction du mouvement. Ce mouvement de la table se fait par consommation successive de la masse fluidique, accumulée de nouveau par le médium après la signature; et la table retombe au moment où Mme F... l'embrasse, parce qu'à ce moment le fluide étant consommé entièrement par l'accomplissement du désir, la table cesse de fonctionner, semblable à un organe dont l'acte exécuté a dépensé la force motrice. En d'autres termes, la décharge de la nouvelle accumulation, au lieu de se faire par une intégration subite et bruyante dite étincelle obscure, se fait alors par une intégration en écoulement lent, produisant un travail mécanique de transport terminé au moment du baiser; mais c'est toujours la même dépense de force nerveuse que fait le médium, obtenue par la loi de transformation mécanique du mouvement vibratoire citée § IX.

Quant aux balancements si fréquemment remarqués dans les transports tabulaires, ils sont dus aux rencontres des effluves ou ondes formées par les émissions nerveuses des médiums concordants, parce que celles-ci sont lancées dans des directions diverses plus ou moins simultanées. Les ondes d'un bassin d'eau où l'on projette des pierres y font naître des balancements ou ondulations analogues. D'ailleurs, les ondes fluidiques varient évidemment d'amplitudes, de durées, d'intensités chez les médiums présents, d'après leurs états nerveux respectifs. On prévoit donc que les balancements tabulaires n'ont pas lieu dans le cas d'un seul médium névropathe et dynamique, opérant sans médium concordant, comme l'a fait M. D..., cité à la fin du § précédent.

Cette théorie des médiumnités ou plutôt des *magnétisations concordantes* jette une grande clarté dans l'interprétation des réponses obtenues en consultation publique ou particulière. Jamais un médium de profession n'affirmera pouvoir vous donner les renseignements que vous lui demandez; mais si, par suite d'émotion, vous devenez médium concordant, vous pourrez bien vous duper vous-même, en fournissant à votre insu une partie des renseignements qui vous intéressent, au bénéfice du prétendu pouvoir du médium sincère ou non, qui d'ailleurs, sous certaine condition pathologique, peut lire dans votre pensée, à son insu et au vôtre.

XVIII

DANSE DES ESPRITS. — LE CUIVRE ROUGE CONDUIT LE FLUIDE NERVEUX. — CAS DE TROIS MÉDIUMS CONCORDANTS. LA CORBEILLE.

J'ai demandé à Mlle R..., visiblement chlorotique, une séance pour moi seul. J'ai parfaitement reconnu que je dictais les lettres à mon insu, par suite d'émotion ou de désir, quand la réponse était dans ma pensée. Quand elle n'y était pas, aucune lettre ayant du sens ne pouvait arriver, les tâtonnements se prolongeaient, parce que ni Mlle R... ni moi ne pouvions penser la vérité. Malgré sa perspicacité, cette personne m'a pris pour un adepte, ce qui m'a été fort utile. La table a été soulevée entre nous en se balançant comme dans l'expérience précédente, ce qui prouve bien que j'étais devenu médium ou magnétiseur concordant. Je trouve cette vérification personnelle très décisive.

Une jolie expérience que j'ai vue chez Mlle R..., c'est le cas de réponses par battements doubles. Cela ne peut s'expliquer que par la présence de deux médiums concordants se touchant les pieds en cadence, pour se guider à produire, sans se voir, des pensées de battements à l'unisson. Cette comédie, qu'on pourrait appeler la *danse des esprits*, spiritisait quantité de gens à qui j'objectais assez maladroitement l'état d'abaissement où l'on trouvait les âmes.

Le fluide nerveux ou l'électricité animale semble avoir conservé des propriétés du fluide électrique, dont il est probablement une modification. J'ai parlé de ces analogies au § XIII. Le 24 avril 1869, en présence de plusieurs professeurs de l'Université, Mlle H..., médium que je cite souvent dans cet ouvrage, a fait parler une table par la méthode typtologique. *Les battements tabulaires ont été suspendus ou non, chaque fois qu'un fil de cuivre rouge, atteignant le sol, était ou non mis en contact avec la table, et touchant la main du médium.* Mlle H... traduisait ce fait, en disant que les expériences ne réussissaient jamais sur des tables à incrustations et à pieds en cuivre, parce que les Esprits n'aimaient pas les métaux. Pour qu'on fût moins porté à soupçonner la sincérité des battements tabulaires, Mlle H..., sur ma demande imprévue, exécuta l'expérience de la clef, § XIV, laquelle est évidemment en dehors de tout subterfuge possible.

Les assistants ont admis, du même coup, la réalité du phénomène et de mes interprétations; et M. G..., orientaliste présent, a été d'autant plus vite convaincu, qu'il s'est trouvé devenir fortuitement médium concordant avec Mlle H..., ce qui a produit de suite des balancements tabulaires, § XVII. Toutes ses pensées, exprimées en russe, lui étaient renvoyées par la table au moyen d'un alphabet russe fait à l'instant par lui, et que Mlle H... ne regardait pas, car elle n'aurait pas su le lire. Les battements typtologiques avaient lieu sous les doigts de G..., confirmation de son état momentané de médium.

Cette expérience, remarquablement convaincante, vient confirmer ma théorie des médiums concordants, § XVII; mais elle venait nécessairement aussi à l'appui de Mlle H..., soutenant que sa pensée ne provoquait pas l'indication des lettres; argument tout-puissant en effet pour la doctrine spirite, tant que l'action du médium concordant G... reste incomprise.

Quant à la *propriété démagnétisante du cuivre*, la première application en fut préconisée, sous forme de larges plaques, contre certaines maladies nerveuses, par le docteur Burq, en 1848, à l'hôpital Cochin. L'idée de l'application du cuivre à la démagnétisation tabulaire, que j'ai vérifiée plusieurs fois, fut, pour moi, la conséquence de la lecture d'une lettre écrite de Brescia, en janvier 1869, par le docteur Pellizari, médecin d'hôpital, qui affirmait guérir le somnambulisme naturel par l'emploi d'un fil de cuivre entourant le malade, et communiquant avec le sol.

Chez M. P... dont j'ai déjà parlé, l'action magnétique concordante des trois puissants médiums B..., conseiller référendaire à la cour des comptes de Belgique, H... et R..., médiums que j'ai déjà cités, m'a été admirablement démontrée par le fait d'une table soulevée entièrement de onze centimètres environ, pendant deux minutes, en se balançant. Les efforts d'abaissement de six personnes, moi compris, non assises à la table et non médiums, ne parvinrent pas à la faire descendre. Il va sans dire que tout le monde était d'accord pour me convaincre ainsi de la présence des esprits soutenant la table, etc.

Dans la revue spirite dirigée par M. P..., on cite un étranger indien, S..., aujourd'hui (1868) professeur à l'École des langues orientales de Paris. Debout sur une table où plusieurs médiums avaient imposé les mains, il fut enlevé avec la table par les actions des fluides concordants, comme je viens de le dire. Il m'a lui-même certifié ce fait, tout en se trouvant contrarié d'avoir été personnellement cité dans cette publication.

La table peut donc devenir *organe commun* aux médiums ayant la même volonté, ou bien n'être que l'organe de celui des médiums qui commande, les autres faisant acte intérieur de concordance.

Lorsque que plusieurs personnes A, B, C, mettent les mains sur le bord d'*une corbeille* dont le bas porte un crayon qui touche une feuille de papier, en demandant ardemment quelques lignes d'un être dont le souvenir leur est cher, si aucune d'elles n'est médium, c'est-à-dire magnétiseur exercé d'avance de la corbeille, aucune écriture n'arrivera, que des traits informes et insignifiants. Mais il peut très bien se faire que, par effet d'émotion, A devienne, de suite, magnétiseur inconscient de la corbeille, aidé par les désirs concordants de B et C. Celle-ci, devenant l'organe de A, écrira sa pensée par lettres désirées successivement, comme la plume qu'il tiendrait à la main, et A, B, C, croiront que l'être invoqué a répondu. Pour A, la réponse n'est qu'un écho servile dont il peut être dupe; pour B et C, ignorants de bonne foi, il y a initiative d'un Esprit (voir § XI.)

S'il arrive jamais que A, B, C, ne sachant pas écrire, la corbeille écrive, je serai le premier à confesser la foi spirite.

XIX

ASCENSION TABULAIRE. — CONCLUSION SUR LES MOUVEMENTS D'OBJETS INANIMÉS.

Chez le docteur F..., j'ai eu avec le médium M..., scrofuleux, une expérience intéressante. M... et moi, appliquant seuls les mains sur la table, il fut convenu que je désirerais l'ascension de la table, au moment où j'arriverais à un nombre que j'aurais pensé d'avance, en disant tout haut : un, deux, trois, etc. La table s'est exhaussée d'au moins onze centimètres quand je suis arrivé à sept, nombre pensé; puis, elle est retombée soudain sur ses quatre pieds, sans balancements dans la chute comme dans l'ascension. Cette expérience fut répétée quinze fois de suite avec d'autres personnes présentes, en changeant très souvent de nombre pensé. Est-il nécessaire de dire que tout subterfuge était impossible, même sans qu'on vérifiât la position des pieds du médium?

Ici comme dans le phénomène § XVI, c'était le médium M..., excellent typtologue, qui avait d'abord fortement chargé la table, pour y puiser plus tard la dépense nerveuse nécessaire à l'effort d'ascension. En d'autres termes, le médium s'était bien rendu magnétiseur de la table, mais comment a-t-il pu employer la charge à produire subitement l'ascension, au moment où j'arrivais au nombre sept? La pensée d'un nombre n'étant pas de nature à provoquer par émotion une émission nerveuse, il n'est pas probable que moi et chacun des quinze assistants qui me succédèrent, nous fussions devenus tour à tour médiums concordants. L'absence de balancement vient à l'appui de cette assertion. Selon moi, M..., dans son état d'extrême névropathie, s'est trouvé impressionné, magnétisé successivement par chaque assistant, mais *magnétisé partiellement*, à cause de l'absence d'intention de chacun. En résumé, M... était magnétiseur de la table, et magnétisé naturel de l'assistant, situation nerveuse facile à vérifier par une personne qui a bien compris tout ce qui précède, et témoin de l'expérience, sans y prendre part.

S'il est un fait admis aujourd'hui dans l'étude scientifique du magnétisme, c'est celui de la *transmission de pensée* du magnétiseur au magnétisé dans certains cas pathologiques. Je dirai donc que M..., ayant saisi, à son insu, le nombre pensé par moi, a enlevé la table chargée au moment où je nommais ce nombre, ce qui a produit une dépense nerveuse épuisée quand la table est arrivée au plus haut; elle a donc dû retomber brusquement. J'ai toujours remarqué, dans d'autres séances, au moment d'une ascension tabulaire, une forte projection vibratoire dans la chaise du médium, derrière laquelle je m'étais placé. J'ai très bien noté, dans le phénomène actuel comme dans d'autres analogues, un sentiment d'effort lisible sur le visage du médium, et non ressenti par moi pendant l'exhaussement de la table. J'ai parfois demandé que la table retombât doucement et le fait arrivait, sans balancement, mais assez péniblement, sans doute à cause de la fatigue imposée au médium par une plus longue suspension de l'objet.

On voit que la consommation des vibrations nerveuses émises par le médium sur la table a lieu non plus par une intégration brusque en forme d'étincelle obscure, mais par le travail des mouvements d'ascension et de descente, conformément à la loi de transformation mécanique citée § IX.

J'ai été frappé de la loyauté du médium M..., m'avouant ne rien comprendre à ces phénomènes, malgré l'intervention, certaine pour lui, des Esprits. Il était convaincu que s'il se faisait payer, les Esprits lui retireraient son pouvoir, et il l'aurait perdu, en effet, mais par suite du manque de confiance en sa propre force.

Véritablement, si quelques gens instruits voient ces phénomènes et les nient en même temps, sont-ils plus logiques que ceux qui tombent dans l'illusion spirite? Ces derniers ont une solution fausse, les autres n'en ont pas et n'en veulent pas ; ils se trompent tous. Cependant, M. G. P..., dans les *Phénomènes du spiritisme dévoilé*, annonce que l'homme est double, que le cœur et le cerveau sont les deux pôles de l'électricité sanguine, qui est le conducteur entre le sentiment et la connaissance, et que tous les phénomènes spirites sont des faits de dépolarisation intellectuelle. C'est assurément là une idée louable; mais comme il n'analyse, comme il ne décrit aucun phénomène typtologique ou dynamique, et que l'intérêt scientifique du spiritisme n'est que là, il ne m'est pas possible de me prononcer sur des théories intéressantes, sans doute, mais qu'il aurait fallu discuter par l'expérience pour permettre d'en apprécier la valeur.

En résumé, *les mouvements dits spirites d'un objet inanimé sont un effet réel, mais névro-dynamique, des soi-disant médiums qui le touchent, et transforment l'objet en organe extérieur momentané, sans en avoir conscience, quoique dans un but volontaire.*

XX

PHÉNOMÈNE VOLONTAIRE A DISTANCE. — TABLE SE MOUVANT SEULE.

Voici un phénomène qui semble ne pas avoir d'analogie avec les précédents. Nous étions dix personnes chez M. P..., dont j'ai déjà parlé, homme d'une érudition purement littéraire. On avait obtenu depuis neuf heures jusqu'à onze heures des battements rythmés, des oui, des non, des nombres. Je n'étais pas étonné, connaissant la niaiserie de sa puissante médium physique D..., dont j'ai parlé également.

Pour mieux contrôler les expériences, je demandai la permission de les diriger, ce à quoi M. P..., homme crédule et sincère, ne fit aucune difficulté. Je commandai à tout le monde de s'éloigner de la table d'environ 0m,50, et j'en fis autant. Cela exécuté, j'ordonnai à haute voix à la table de venir sur moi, et de retourner ensuite à sa place.

Cette table en bois, ronde, épaisse et lourde, m'obéit bruyamment et spontanément, à ma grande surprise. A la rapidité de sa course, je m'attendais à un choc violent, mais, chose curieuse, à peine fus-je effleuré.

J'avais toujours remarqué, dans les mouvements tabulaires, une perfection à laquelle aucun mécanisme ne saurait atteindre, et cette remarque venait à l'appui de mon opinion, se formant peu à peu, à savoir que les tables imprégnées devenaient comme des organes naturels obéissant aussi correctement que les bras, mais en raison de leur organisme de table, aux médiums inconscients.

Une personne assez éloignée de moi, ancien notaire, passant dans son village pour se livrer quelque peu à la sorcellerie, répéta mon commandement qui fut exécuté de même. Un troisième le répéta encore, la table ne bougea plus.

J'ajoute que le roulement de la table sur le plancher eût pu faire partir quelque mécanisme musical, caché soit dans la table, soit ailleurs, en donnant ainsi à ce phénomène un caractère merveilleux difficile à détruire.

J'appelle *phénomène à distance* le phénomène qui se passe à une certaine distance du médium, hors de l'imposition de ses mains. Le phénomène de la table se mouvant seule peut être considéré comme le phénomène élémentaire des phénomènes à distance. Je connais intimement un excellent docteur, d'une science et d'un talent incontestés, qui, n'ayant jamais vu de phénomène réel, prétendu spirite, les nie tous, et nie encore plus, s'il est possible, le phénomène actuel. Cet ami n'admet le fait qu'au moyen de l'action rapide des pieds lancés par un homme adroit. J'avoue que si je ne me suis pas fâché, c'est parce que j'avais entendu, un instant auparavant, le même ami soutenir, dans une réunion, que c'était une illusion commune de croire qu'une liqueur gazeuse étant versée dans un verre conique, les bulles de gaz se dégageaient soudain plutôt du fond plat du verre que de partout ailleurs.

On devinera aisément le motif d'une affirmation si erronée. On pourrait citer de graves erreurs appartenant à des savants universellement connus; mais je pardonne plutôt l'erreur d'un savant, spirite de bonne foi, parce qu'au moins elle tend à faire admettre la réalité du problème qu'il n'a pas su élucider.

XXI

DURÉE DE LA CONSERVATION DU FLUIDE NERVEUX. TABLES TOURNANTES.

Il faut conclure du fait de la table se mouvant seule, qu'un corps solide magnétisé, autrement dit, imprégné de fluide nerveux pendant un certain temps avec une dépense médiocre, peut rester chargé quelque temps encore quand l'envoi fluidique a cessé, c'est-à-dire que la disparition du fluide nerveux sur un solide qui en a été imprégné n'est pas instantanée. Cela n'est pas étonnant, si l'on réfléchit qu'une dépense médiocre a pu ne pas empêcher une accumulation fluidique subsistant encore après le retrait des mains, parce que la chaleur préalablement déposée, et entretenue sur la table par leur imposition, chaleur indispensable à l'imprégnation fluidique, § VII, ne disparaît pas aussitôt que cette imposition cesse.

Cette propriété de la disparition non immédiate du fluide nerveux s'accorde avec certains faits électriques connus, et encore avec celui-ci qui résulte des expériences de Matteuci : tout corps solide plongé dans un gaz retient adhérente à sa surface une mince couche de la substance gazeuse qui l'a imprégné auparavant; l'adhérence est si grande que le gaz ne se dégage que lentement sous le récipient de la machine pneumatique.

Dans l'expérience tabulaire, chaque personne commandant à la table était médium, et par conséquent se commandant inconsciemment à soi-même, et communiquant ou concordant peut-être avec la médium D... Je sais que j'étais médium à ce moment (voir § VIII), et j'ai appris que la personne qui avait commandé après moi était névropathe, ce qui était d'ailleurs visible.

La table devient donc successivement organe du médium ou magnétiseur nouveau, qui intègre inconsciemment les vibrations fluidiques non par étincelles obscures, mais par roulement sur le plancher, comme si elle était réellement tirée par sa main, de même que la main elle-même est entraînée par le bras. Il y a d'abord projection et accumulation fluidique par les médiums, puis subitement transformation mécanique du mouvement vibratoire en mouvement de roulement ou de tirage d'après la loi citée § IX, au moment du commandement-désir d'un médium. Mais cette qualité organique donnée par le fluide nerveux s'affaiblit de plus en plus par la disparition successive de la chaleur, et rapide des vibrations transformées, que l'absence de mains posées ne permet pas de renouveler.

Une autre fois, ce fut un assistant à la table, et visiblement non médium, qui commanda le premier. Aucun effet n'eut lieu. Peut-être fut-ce dû à l'absence de tout médium concordant. Mais un médium de profession, un névropathe commanda ensuite, et tout se passa comme précédemment. Beaucoup de personnes m'ont affirmé avoir produit ce phénomène seules avec une table; je ne peux l'affirmer moi-même, et je crois devoir m'en féliciter pour ma santé.

Victor Hugo demande pourquoi les trépieds dont parle Homère marchaient seuls? C'est sans doute dans les conditions et par les motifs que je viens d'indiquer pour la table se mouvant seule.

Quant au phénomène des *tables tournantes*, comment constater d'abord l'exactitude matérielle de ce fait qu'une table va tourner, parce que plusieurs personnes y imposent les mains avec les volontés concordantes que la table tourne de gauche à droite, par exemple? J'ai vu quantité de gens déraisonner sur ce phénomène impossible à contrôler. L'un veut absolument y voir l'intervention des Esprits; l'autre admet seulement l'explication rationnelle, c'est-à-dire fluidique précédente, et ne songe pas qu'il suffit qu'une personne triche ou s'abuse elle-même, en produisant d'abord une rotation très courte dans le sens voulu, pour que cette personne avec tous les assistants continuent ensuite inconsciemment et *sans magnétisme* la rotation acquise. C'est l'explication dite *musculaire* que le savant M. Chevreul a donnée il y a vingt ans. Un auteur, M. M..., ne comprenant que la physique pure comme quelques géomètres, n'admet, à son tour, que cette dernière explication; car dit-il, page 375 d'un livre qui traite du *Magnétisme et des sciences occultes*, sans en donner jamais une seule raison physiologique, « la table tournante s'arrête dès que les expérimentateurs sont passés à la chaîne qui lui est attachée, ce qui prouve la non-existence de toute action fluidique volontaire possible ». L'auteur ne sait pas que par son isolement graduel la table perd la température nécessaire à l'imprégnation d'un nouveau fluide nerveux, les rotations précédentes ayant dépensé le fluide déjà répandu. Il est inutile d'insister davantage sur les opinions préconçues. Arago lui-même n'a pas su s'en défendre, puisque, ramenant la physiologie à la physique pure, il croyait expliquer la lucidité magnétique par l'émanation des rayons calorifiques du sujet en expérience à travers les surfaces diathermanes.

Le phénomène des tables tournantes aura donc toujours sa cause *magnéto-dynamique*, et sera un phénomène vrai, si chaque personne est sincère, parfaitement consciente, maîtresse de ses sensations, et concordante avec le médium principal, s'il en existe un imposant les mains. Vu ces conditions, qu'on ne peut jamais vérifier, ce phénomène n'est digne d'examen, selon moi, que si l'on voit la table tourner sous la présence des mains étendues au-dessus, à courte distance. Mme C. C... a fait tourner ainsi, sous mes yeux, une planchette mobile. Cette dame, très nerveuse, souffrait d'une laryngite chronique qui avait dix ans de date à cette époque. J'explique ce phénomène comme celui de la table se mouvant seule.

Les pratiques spirites des sorciers lapons avec leurs tambours sont décrites dans les *Voyages* de Regnard, celles des fakirs indiens dans l'*Histoire des voyages* de La Harpe. Des faits analogues aux transports tabulaires y sont racontés par des voyageurs anglais et français, ayant pu assister à des cérémonies brahmaniques dans la grande pagode de Jagernaut. Dans ces climats brûlants, les fakirs produisent des *phénomènes volontaires à distance*, qui n'ont pas leurs pareils en Europe. On peut lire à ce sujet les récentes relations de l'érudit voyageur Jacolliot. Mais je préfère citer une des expériences que le savant chimiste Williams Crookes a faites à Londres avec le médium américain Daniel Home, parce qu'il les a entourées de précautions propres à en constater la réalité. D'ailleurs, M. Crookes, attribuant ces faits volontaires à la force psychique du médium, § VI, ne laisse prise (en cela) à aucune croyance de surnaturalisme qu'un spirite serait tenté de lui supposer, attendu que l'explication précédente du premier phénomène volontaire à distance s'applique parfaitement à celui-ci. Voici en quoi consiste le phénomène de l'accordéon de Daniel Home, tel qu'il est raconté en 1871 dans le *Quarterly journal of science*, par Williams Crookes :

XXII

L'ACCORDÉON DE DANIEL HOME.

« L'appareil qui contient l'accordéon est une cage légèrement conique, formée de deux cerceaux en bois, l'un d'un pied dix pouces anglais, l'autre de deux pieds de diamètre, rattachés ensemble par douze lattes étroites, de manière à former une carcasse semblable à une caisse de tambour, ouverte en haut et en bas. Autour de celle-ci, cent cinquante pieds anglais de fil de cuivre décrivent des circonférences d'environ un pouce de distance. Enfin ces fils horizontaux sont réunis solidement par des ficelles, de manière à former un réseau dont chaque maille a environ deux pouces de long sur deux pouces de haut. »

« La hauteur de cette cage, dit M. Crookes, est telle qu'elle peut glisser juste sous ma table à manger, mais qu'elle est trop serrée au sommet pour qu'il soit possible d'y introduire la main par l'ouverture supérieure, ou de passer le pied par l'ouverture inférieure. Dans une autre pièce, se trouvaient deux éléments de Grove dont les fils avaient été introduits dans la salle à manger, pour pouvoir communiquer, si on le voulait, avec ceux de la cage. L'accordéon employé dans cette expérience était un instrument neuf que j'avais acheté moi-même chez Wheatstone, dans Conduit Street. M. Daniel Home ne l'avait jamais essayé, ni vu avant le début de nos épreuves. Il est bon d'ajouter, pour aller au-devant des objections qui me seraient faites, que M. Home m'ayant conduit dans l'après-midi chez lui, et ayant eu à changer de vêtements, me fit passer, pour continuer notre conversation, dans sa chambre à coucher. Je suis donc en mesûre de déclarer positivement qu'il n'avait sur sa personne ni machine, ni appareil, ni engin d'aucune sorte qu'il pût dissimuler. »

Les personnes présentes à l'épreuve étaient le docteur Huggins, astronome de la Société royale, qui a certifié l'exactitude du récit actuel; le docteur en droit Cox, jurisconsulte anglais très connu, qui a fait de même, M. Crookes, frère du savant chimiste et son préparateur de chimie. M. Williams continue :

« M. Home s'assit sur une chaise basse, à côté de la table. En face de lui, sous ce meuble, se trouvait la cage, et de chaque côté de la cage étaient placées les jambes de l'expérimentateur. Je m'assis à sa gauche, un autre observateur à sa droite, et les autres personnes se placèrent autour de la table, à une distance convenable. Pendant la plus grande partie de la soirée, les observateurs placés aux côtés de M. Home, posèrent respectivement les pieds sur les siens, de façon à sentir ses moindres mouvements. La température de la chambre variait entre 68° et 70° Farenheit, soit 20° et 21° centigrades. M. Home prit l'accordéon d'une main, par le haut, entre le pouce et le médius, après que j'eus moi-même ouvert préalablement la clef de basse.

« La cage ayant été tirée de dessous la table, juste assez pour permettre que l'accordéon y fût introduit, le clavier tourné en bas, elle fut repoussée de nouveau sous la table, aussi loin que le permettait le bras de M. Home, mais sans cacher sa main à ceux qui étaient près de lui. Bientôt après, les personnes placées à ses côtés virent l'accordéon ondoyer d'une façon singulière; puis des sons en sortirent, et finalement plusieurs notes successives se firent entendre. Pendant ce temps, mon préparateur s'était glissé sous la table, et avait constaté que l'accordéon se contractait et se dilatait alternativement. Il avait vu en même temps que la main de M. Home qui tenait l'instrument était parfaitement immobile, l'autre main restant sur la table. Les personnes placées aux côtés de M. Home virent alors l'instrument se mouvoir, osciller, tourner en rond autour de la cage, et jouer en même temps. Le docteur Huggins regarda de nouveau sous la table, et constata que la main de

M. Home était parfaitement immobile, pendant que l'accordéon exécutait ces mouvements, et émettait des sons distincts. M. Home continuant à tenir l'accordéon dans la cage dans la position verticale, ses pieds couverts par ceux des personnes voisines, et son autre main restant posée sur la table, nous entendîmes d'abord des notes distinctes, ensuite un air simple. Comme un pareil résultat ne pouvait avoir été obtenu qu'en pressant les diverses touches de l'instrument dans une succession harmonieuse, cette expérience fut considérée par tous les assistants comme décisive. Mais ce qui suit parut encore plus surprenant.

« M. Home éloignant complètement sa main de l'accordéon, et la retirant de la cage, la plaça dans la main d'un de ses voisins; l'accordéon continua de jouer sans que personne le touchât, et sans qu'aucune main fût à côté de lui. Je désirais cependant essayer quel serait l'effet d'un courant électrique passant dans les fils de cuivre de la cage. Dans ce but, mon préparateur établit la communication avec les fils de l'appareil de Grove. M. Home tenant encore l'accordéon dans la cage, comme auparavant, l'instrument se mit immédiatement à jouer et à se mouvoir vivement; mais il est impossible de dire si le courant électrique circulant autour de la cage a contribué à la manifestation de force qui se produisait dans son intérieur. »

Il est fâcheux que M. Crookes n'ait pas eu l'idée

d'envelopper M. Home avec les fils de Grove, en les faisant aboutir au sol. Je crois que l'accordéon aurait cessé toute manifestation, conformément à l'expérience relatée § XVIII. Le mémoire du savant chimiste continue ainsi :

« L'accordéon fut de nouveau actionné, mais cette fois sans être touché par M. Home, qui éloigna complètement sa main et la plaça sur la table, où elle fut prise par une personne voisine, de telle sorte que ses deux mains étaient parfaitement visibles pour tous les assistants. Nous vîmes alors distinctement l'accordéon flotter dans l'intérieur de la cage, sans support visible. Le même fait se reproduisit de nouveau à court intervalle. M. Home réintroduisit alors sa main dans la cage, et reprit l'accordéon qui se mit aussitôt à jouer. Ce furent d'abord des sons et des accords, puis bientôt une mélodie plaintive bien connue, exécutée dans un style parfait. Pendant l'exécution de cet air, j'avais saisi l'avant-bras de M. Home, et j'avais glissé ma main jusqu'au sommet de l'accordéon. Pas un muscle ne bougeait; l'autre main de M. Home était posée sur la table à la vue de tout le monde, et ses pieds étaient sous les pieds des personnes placées à côté de lui. »

Le même journal rapporte les attestations signées des savants témoins de cette expérience. Celle-ci rentre dans l'ordre des *phénomènes volontaires à distance*, dont la table se mouvant seule est le type le plus simple.

L'accordéon, se trouvant imprégné par l'agent nerveux du puissant médium, devient par ce fait appendice organique de son corps, et ses touches jouent, par la même raison que jouent les doigts de ma main, lorsque leurs muscles sont sollicités par mon agent nerveux sous la direction de mon cerveau ; par la même raison que le crayon, accroché au pied de la corbeille, écrit, lorsque plusieurs personnes tenant cette corbeille, l'une d'elles est devenue magnétiseur suffisant, § XIII.

M. Williams Crookes a construit un appareil destiné à mesurer l'intensité de la force psychique (ou nerveuse) de Daniel Home. Le résultat me paraît indiscutable, puisque les courbes de puissance obtenues sur un indicateur en verre sont entièrement indépendantes de toute force mécanique ou musculaire; mais le cadre de ces études ne me permet pas d'entrer dans ces détails, malgré leur intérêt, et malgré qu'ils soient bien dignes d'attirer l'attention des corps savants.

XXIII

DES DIVERSES FORMES DE LA CONSOMMATION FLUIDIQUE EXTÉRIEURE SUR L'OBJET INANIMÉ. — CAS OU L'OBJET SERAIT ANIMÉ. FORMULE GÉNÉRALE DES PHÉNOMÈNES VOLONTAIRES.

En se bornant aux phénomènes les plus vulgaires que chacun peut vérifier dans les cercles spirites, s'il sait y pénétrer, nous avons vu jusqu'ici que la consommation des vibrations tabulaires peut, pour obéir à la volonté du médium névropathe, se faire en intégration bruyante réalisée en étincelle obscure, en bruits divers de rythmes d'air, de métiers, de scie, en soulèvements, en ascensions rapides ou lentes, et enfin en roulements de tables isolées de l'imposition des mains.

En effet, les pensées provoquées par les besoins naturels, éclosant en vibrations spéciales dans le cerveau de l'animal, qui vibrait déjà d'une manière générale et répercussive, dite sensation de la vie, § IV, font exécuter par les organes certains actes mécaniques, en condensant ces vibrations dans les muscles par des trajets nerveux spéciaux, sous des formes diverses, comme je l'ai expliqué au § V. Comparativement, et pour résumer en réalité les théories antérieures, le médium, sous l'empire de sa faculté maladive, actionnant les vibrations générales de son cerveau, les répercute par des trajets nerveux non encore désignés en vibrations dans la table ; celle-ci devient ensuite récepteur de son désir croissant au maximum ; puis le médium, à ce moment, s'exauce soudain, en intégrant les vibrations tabulaires en un mouvement équivalent, conformément à la loi de transformation mécanique, § IX, de manière à faire produire à la table ce que son organisme permet, sans qu'elle soit plus consciente que le bras n'est conscient de ses actes.

On voit combien sont distincts et simples les rôles du

médium et de la table, ou de tout autre objet inanimé. La volonté du médium, c'est-à-dire du névropathe atteint d'une incontinence nerveuse qu'il peut encore réglementer, cette volonté, je le répète, ne fait pas autre chose que d'épandre le fluide, puis de le contracter en le condensant en un point de l'objet, l'intégrant ainsi plus ou moins près de sa source qui est le cerveau. Il est clair que l'objet, une fois pénétré par le fluide, doit exprimer cette oscillation, suivant sa mobilité, son organisme mécanique. Chaque oscillation nouvelle naît d'un effort volontaire nouveau. Ainsi est engendré le fonctionnement mécanique dudit objet. Il semble donc *merveilleusement* que la table, dès qu'elle est imprégnée, devienne d'abord comme un miroir, une annexe, un dédoublement du cerveau, propre seulement à réfléchir des pensées mécaniques, et ensuite, à l'instant du vœu énergique, passe, pour le satisfaire, à l'état de muscle ou *acteur automate* de la pensée de l'imprégnateur. On verra bientôt que si l'expansion ou projection nerveuse est trop éloignée, la contraction en retour devient impossible.

Je crois devoir maintenant résumer les phénomènes précédents, tous volontaires, dans la formule abstraite suivante, qui exprime plus explicitement qu'au § XIX un état pathologique du fluide nerveux chez l'homme : *l'idée de l'action volontaire mécanique se transmet par le fluide nerveux du cerveau jusqu'à l'objet inanimé suffisamment échauffé, comme dans le cas naturel, du cerveau à un doigt; après quoi l'objet imprégné exécute rapidement l'action en qualité d'organe automate lié par le fluide à l'être voulant, que la liaison soit au contact ou à distance courte; mais l'être n'a pas la perception de son acte, parce qu'il ne l'exécute pas par un effort musculaire.*

Dans les phénomènes compris sous cette formule, c'est-à-dire dans les *phénomènes volontaires*, le médium névropathe peut encore régler l'acte de son émission nerveuse ; il peut en être l'honnête dupe, ou bien il peut en faire un commerce profitable, tout en ignorant toujours les causes physiologiques de son pouvoir, comme je l'ai expliqué § XI et XV. Mais si l'intensité de sa maladie est telle qu'il ne puisse en diriger l'action, autrement dit, s'il n'est pas maître d'épandre et de contracter l'influx nerveux au moment qu'il veut, il ne peut guère se considérer, dans son illusion, comme le favorisé des esprits ; il est bien plutôt forcé de croire qu'il en est le jouet ou le martyr.

XXIV

ÉMISSIONS VIOLENTES. — LE CURÉ D'ARS.
DANGER DE LA PRÉTENDUE MÉDIUMNITÉ. ANGÉLIQUE COTTIN.
PHOSPHORESCENCE NERVEUSE.

Il y a, en effet, des faits vrais, dits spirites, plus singuliers que les précédents, puisque la consommation nerveuse paraît s'y faire par émissions violentes, en dehors de l'objet imprégné par le fluide nerveux. Je crois que de pareils faits, que j'ai vus, arrivent plutôt par suite de surabondance ou d'incontinence nerveuse, projetant des ondes fluidiques dans des directions imprévues, que par des actes de volonté déterminée. Dans ce dernier cas, on sait quel est l'objet imprégné, et comment la dépense nerveuse s'y réalise. Dans l'autre cas, on ne le sait pas, ce qui rend l'illusion plus profonde.

Il est clair que si la contraction en retour ne peut avoir lieu, quelle qu'en soit la cause, la loi des transformations mécaniques équivalentes, citée § IX, conserve toujours sa généralité, avec ou sans l'initiative du sujet en expérience dont elle est indépendante.

J'ai lu, il y a plusieurs années, la *Vie de M. Viannay*, curé d'Ars, écrite par un missionnaire en deux gros volumes in-8°. Le ton de sincérité de ce livre m'a impressionné. Le bon curé était obsédé, chaque nuit, de battements sur les murs, sur les tables, sur les chaises, dans l'air, etc.; c'était le démon, qu'il appelait Grapin, disait-il, et il le croyait d'autant mieux qu'il le faisait censément taire, en lui commandant impérieusement avec un signe de croix.

Des gendarmes, des prêtres vinrent passer la nuit chez le curé, et furent témoins des battements de meubles, des renversements de chaises, etc.; comment M. Viannay n'aurait-il pas passé pour un saint? N'y avait-il pas là des faits inouïs parfaitement constatés? En lisant l'ouvrage du missionnaire, je n'ai pu m'empêcher de reconnaître que j'avais été dans un état analogue au précédent, pendant deux nuits consécutives, de onze heures du soir à quatre heures du matin, lisant dans mon lit avec une lampe allumée toute la nuit, parce que je ne pouvais dormir. Le matin, prostration complète. La nuit suivante, retour des phénomènes, et leur disparition définitive au bout d'un quart d'heure, pour toujours, au moyen d'un violent effort de volonté. J'ai su, plusieurs mois après cette expérience dangereuse, qu'une personne pieuse, entièrement étrangère à ces recherches, et qui habitait mon appartement, séparée de moi par trois pièces ouvertes, passait la nuit en prières, effrayée par ces bruits étrangement sonores qui persistaient d'autant plus que je m'en inquiétais davantage. Ces bruits s'arrêtaient toujours au seuil de sa chambre, ainsi qu'elle me l'a dit bien longtemps après, et, en effet, mon désir ardent était qu'ils n'allassent pas au delà.

Je ne m'expliquai pas alors ce qui m'était arrivé; mais la lecture de l'ouvrage du missionnaire ne m'ayant pas fait admettre que j'étais un saint, force me fut d'étudier de plus près la cause de la maladie qui m'arrivait. Je vis que les exercices magnétiques ou d'imprégnation nerveuse que je m'imposais sur la table avant de me coucher, § VIII, amenaient peu à peu des déperditions ou émissions nocturnes de fluide nerveux, s'intégrant sur les murs en étincelles obscures d'une grande violence, et je m'en suis guéri radicalement, par un puissant effort de volonté.

Toute personne obsédée comme moi se guérira de même.

C'est au moyen d'une prière ardente, dite *oraison jaculatoire*, que j'ai guéri d'une obsession pareille une religieuse d'un couvent de mon voisinage. Les coups frappés sur le bois de son lit étaient entendus des autres religieuses du dortoir. Elles avaient vérifié que, pendant le même temps, l'obsédée, frappée de terreur, restait immobile dans son lit, les yeux tout grands ouverts, se croyant assiégée par le démon. L'oraison qu'elle prononça avec ferveur et sous l'empire d'une foi profonde la guérit pour toujours.

Je ne crois pas bien nécessaire actuellement d'expliquer ce fait naturel, après tout ce qui précède; mais le pauvre curé d'Ars ne pouvait pénétrer tant de difficultés, dont la cause n'est pas encore connue à l'heure où j'écris. Perdant chaque nuit une immense quantité de fluide nerveux ou vital, pouvant être guéri, probablement, au moyen de certains anesthésiques qu'on lui aurait fait respirer à son insu, il est mort, avant le temps, d'épuisement et de maigreur.

M. D. ., vétérinaire de mon voisinage, m'a cité le cas d'un de ses cousins chez lequel la maladie du curé d'Ars, qui n'était que du *spiritisme sans le savoir*, a duré trois ans; et, depuis la publication de cet ouvrage, d'autres personnes, qui s'en cachaient, m'ont avoué avoir passé par les mêmes crises.

On voit combien il est dangereux d'acquérir sciemment ou inconsciemment, la faculté d'émission nerveuse, que les chefs du spiritisme engagent à se procurer, sous le nom de médiumnité. Des faits pareils aux précédents arrivent à des personnes qui s'occupent de spiritisme, la vue de ces phénomènes inquiétants ayant pour effet de prédisposer les cerveaux faibles aux pertes nerveuses. Le spiritisme sans le savoir, ou physiologiquement, l'*émission nerveuse, sans la contraction en retour*, a dû exister de tout temps comme une maladie nerveuse due à l'influence de l'idée fixe sur un cerveau fatigué.

Le docteur Hébert constata, en 1846, qu'Angélique Cottin, dite la *fille électrique*, lançait des courants, s'échappant comme un vent des articulations de son coude et de son poignet, et produisant des répulsions violentes de chaises, bancs, etc. Ce *vent* déviait la flamme d'une bougie à la manière d'un chalumeau, et faisait tourner des moulinets en papier. L'Académie de médecine exigeait malheureusement que ces expériences eussent lieu devant elle; elle ne voulait jamais admettre que la libre action, la confiance volontaire de l'être électrique, nécessite qu'on constate le fait là où il se produit, dans les lieux habituels à la personne phénoménale.

Le baron D. P..., si compétent en ces matières, m'a souvent affirmé avoir été rudement froissé, et poussé par les courants que produisait le célèbre médium américain Home.

Un cas remarquable est celui de *phosphorescence*

nerveuse, produisant, en faible proportion, les mêmes effets que chez le curé d'Ars. Le *Petit Moniteur universel du soir*, 8 mars 1869, relate le fait d'un enfant lumineux du village de Saint-Urbain, sur les limites de la Loire et de l'Ardèche, d'après le *Mémorial de la Loire*. Un pareil enfant n'a rien de plus étonnant, pour moi, qu'un ver luisant ou qu'une luciole, ou que certains poissons japonais observés récemment à l'aquarium de la Sorbonne. Dans son berceau, cet enfant était entouré d'une clarté blanchâtre, expansion de fluide nerveux surabondant à un degré extraordinaire, et très visible dans l'obscurité. Des objets de mince volume, tels qu'une cuiller, un couteau, se mettaient à vibrer, quand ils étaient près des mains ou des pieds de l'enfant. Je pensai alors qu'il serait possible, quand cet enfant serait d'âge à manifester des volontés énergiques, qu'il produisît des courants nerveux capables de renverser des objets de plus grand volume, comme le faisaient Angélique Cottin et M. Home; mais il n'a vécu que neuf mois, dégageant en mourant des effluves lumineuses.

XXV

SUITE DES ÉMISSIONS VIOLENTES. INVOCATION ARDENTE. — PEUR. IDÉE FIXE. — OBSESSION. HALLUCINATION. ILLUMINATION NERVEUSE. POISSONS ÉLECTRIQUES.

Chez M. P..., un ouvrier à l'air maladif, pour me faire croire aux esprits, m'assura avoir passé trois heures sur un fauteuil, à partir de minuit, en les invoquant ardemment, après quoi il fut projeté violemment sur le mur en face. Son récit, très sincère sans doute, amena cependant chez moi une conviction contraire à la sienne. J'avoue que je m'estime heureux d'avoir possédé dans mon tempérament les conditions de production de la plupart de ces phénomènes, sans altération de ma santé, et assez de patience pour en rechercher si longtemps les causes.

Une *peur* dont l'objet est visible produit quelquefois chez l'homme un arrêt subit résultant d'un épanchement fluidique qui empêche la dépense nerveuse en mouvement mécanique de la résistance ou de la fuite. C'est par la même raison qu'une perdrix est tenue en *arrêt* par un chien de chasse.

Il ne faut pas confondre la peur qui paralyse par émission nerveuse violente dont la cause première est intellectuelle, avec l'entraînement mécanique rendant un animal victime de son ennemi, qui le magnétise du regard. Ce dernier effet est réellement un rapprochement résultant comme d'une attraction aimantée. Il rentre dans la formule qui termine les §§ XIX et XXIII. Le voyageur Levaillant, célèbre naturaliste mort en 1824, raconte comment il ressentait, en Afrique australe, l'attraction d'un énorme serpent qu'il ne voyait pas, et qu'il découvrit et tua, lorsqu'il eut regardé l'endroit vers lequel il se sentait aller. Si la peur eût paralysé Levaillant apercevant enfin l'animal, devenu alors plus assimilable à un objet inanimé, il obéissait à la formule du § XIX, et était perdu, comme on le voit, par une double action physiologique.

Lorsque l'être voulant est sous l'impression de l'*inquiétude continuelle*, comme dans le cas du curé d'Ars, les idées parfois se traduisent par des projections désordonnées du fluide sur les murs, les meubles, et par des détonations qui semblent aériennes. Je suis porté à croire que les habits sont un obstacle régulier à la déperdition du fluide nerveux, à moins de cas violent, dans lequel rien ne fait obstacle. Je crois que le moment le plus dangereux de la journée, pour un homme préoccupé d'une *idée fixe* ou d'un chagrin constant, est celui où il va se coucher, surtout en été, dans un temps sec. Il peut, en se déshabillant, produire les émissions subites et violentes dont je viens de parler. Ces condensations nerveuses extérieures seraient capables de troubler sa raison, parce qu'il ignore à la fois, et que sa volonté n'y est pas, et que sa personne les produit. Tel est le véritable caractère de l'*obsession*. Mais que cet homme connaisse ou non la cause de ces effets, il n'en est pas moins vrai qu'il s'en guérira toujours par un acte de volonté énergique, comme je l'ai dit plus haut.

C'est à tort que quelques physiologistes confondent les faits d'obsession avec les faits d'*hallucination*. Comme les rêves, ces derniers sont de l'ordre des sensations subjectives qui naissent d'une mémoire inconsciente, mais actuellement dans un état maladif de veille. Certaines causes internes actionnant un trajet nervo-sensitif, il se produit au réseau des cellules corticales du cerveau, siège de la perception, par le moyen des fibres blanches cérébrales, des perceptions auriculaires ou visuelles, ou tactiles, malgré que les sens de l'ouïe, de la vue ou du toucher n'aient reçu aucune excitation extérieure. On entend, on voit ou l'on touche des objets connus maintenant absents. Il y a illusion de sensations, ou plutôt illusion des jugements qu'on en porte. Les phénomènes de *magnétisation mécanique* ou d'émission nerveuse résultent, au contraire, de réalités objectives, et les erreurs de jugement qu'on en porte ne sont, comme toutes les erreurs, subjectives qu'au point de vue de l'ignorance.

M. F... m'a dit que pendant que le médium M..., déjà cité, lui parlait avec feu de l'âme de Voltaire, qui, selon M..., est son guide et lui enseigne à faire des vers, il voyait le buste de Voltaire s'animer sur la cheminée, et ses yeux briller. J'ai remarqué chez M. F..., qui n'est plus jeune, beaucoup de crédulité jointe, chose assez rare, à beaucoup d'esprit et à peu de disposition à raisonner. Je ne crois donc pas à l'espèce d'animation du buste de Voltaire, et cependant ce phénomène ne me paraît pas impossible. Ce serait une *illumination nerveuse* du buste imprégné ou magnétisé par le scrofuleux M..., lançant sur l'objet de fortes effluves, avec l'idée que Voltaire était là qui l'écoutait en présence de F..., concordant probablement avec M... Depuis l'édition précédente de ces études, plusieurs personnes m'ont affirmé avoir éprouvé une impression pareille en présence du portrait d'un être dont le souvenir leur était resté cher. Si nous connaissons l'effet du jet électrique frappant un monument, connaissons-nous l'effet d'un jet nerveux et puissant frappant un buste ou un portrait, et ayant la propriété ci-dessus énoncée et longuement démontrée §§ VII, VIII, IX, de rendre cet objet miroir-réflecteur, organe de la pensée de M...?

Je termine cet article sur les émissions violentes, en rappelant que les émissions nerveuses, mais volontaires, des dix espèces de *poissons* dits *électriques*, autrefois *trembleurs*, sont bien connues. Le gymnote de l'Équateur, le silure du Nil, la torpille de la Méditerranée, le malaptérure du Brésil, etc. foudroient, ou plutôt paralysent leurs ennemis à distance, et il est actuellement avéré que les émissions de ces animaux sont purement électriques, produites d'ailleurs par un appareil qui n'a pas son analogue dans les animaux vertébrés.

XXVI

CONDENSATION INTÉRIEURE ALTÉRANT LES TISSUS SENSORIELS DU FŒTUS. — ENVIES OU REGARDS. EXTENSION DE LA FORMULE XXIII. — EXTATIQUES.

Il est assez évident *a priori* qu'un enfant, venant au monde, peut avoir sur la peau quelque tache, quelque marque provenant d'un choc ou d'un froissement dans l'intérieur de la mère; ce n'est pas un stigmate. Mais l'action intérieure du fluide nerveux, par le désir intense de possession d'un objet, est telle aussi chez quelques femmes qu'elle peut arriver jusqu'à impressionner tactilement le fœtus : je veux parler du phénomène appelé *envie* ou *regard* de femme enceinte, produisant stigmate.

On sait que l'image d'un objet vu est peinte renversée au fond de l'œil du spectateur. Cette peinture est une intégration d'ensemble déterminé des vibrations lumineuses rencontrant la rétine. Il coexiste ainsi deux images un peu différentes qui ne donnent au cerveau qu'une perception normale, mais avec la sensation du *relief*. C'est ce que prouve expérimentalement l'instrument appelé *stéréoscope*.

Dans le fait d'un fruit vu, puis convoité par la femme enceinte, et dessiné ou frappé plus ou moins grossièrement sur le corps de l'enfant, il faut faire observer que celui-ci n'est, au moment du phénomène, qu'un fœtus animé, mais sans volonté, n'ayant qu'un sens actif, celui du toucher sur la peau; ses oreilles, ses yeux, son nez sont fermés et insensibles. C'est une espèce de monade liée à la femme, dans laquelle il existe à la façon d'un organe intérieur, mais plus activement que tout autre, puisqu'il s'organise lui-même sans cesse. Sa sensibilité tactile, la seule, est grande, car on sait bien qu'il ressent et réfléchit toutes les impressions sensorielles de la mère. A cause de cette existence spéciale dans une enceinte très chaude, c'est l'organe le plus vivace de la mère, le plus imprégné nerveusement, c'est-à-dire toujours à l'état magnétique, sans lequel il ne pourrait réfléchir impressionnellement, ni même absorber et croître.

Lorsque la mère désire ardemment un fruit qu'elle voit, elle est comme le médium faisant acte de volonté quand le crayon arrive sur la lettre attendue, et le fœtus est comme la table magnétisée qui réfléchit en miroir et tactilement la pensée du médium. La vision de la mère dont l'œil, organe parfait, a fonctionné normalement quoique avec intensité, se porte donc vibratoirement du cerveau, par les trajets nerveux, jusqu'au fœtus, en conservant plus ou moins complètement sa forme intégrale première, et imprime à la peau de celui-ci un choc exagéré, violent et court, qui produit l'empreinte ou tumeur, véritable stigmate, en y laissant les traces que chacun aperçoit au sortir du sein maternel.

De même, j'ai vu quelquefois une table-organe exécuter un acte mécanique laissant des traces de rupture dans sa charpente, lorsqu'elle n'était pas assez solide pour l'acte commandé.

L'organe de la vue du fœtus peut être affecté pareillement par une envie de la mère. Tout Paris a connu en 1826, aux Champs-Élysées, la jeune Joséphine portant sur l'iris de l'œil l'exergue circulaire : *Napoléon empereur*, qui provenait d'un regard de sa mère fixé sur une pièce d'or. Pourquoi cette vue, au lieu de se répercuter sur la peau de l'enfant, a-t-elle impressionné l'œil de celui-ci, malgré l'occlusion? Il suffira de faire observer que la mère fixait, pendant des mois entiers, cette pièce donnée par son mari, avant de partir pour la guerre. Par suite, l'empreinte a dû se faire lentement, et par action continuelle sur un organe spécial du fœtus, organe très imparfait sans doute, mais plus directement sollicité par la mère que dans la vision instantanée d'un fruit. En effet, l'idée de consommation et de jouissance du fruit actionnant sympathiquement à la fois plusieurs des organes sensoriels de la mère, ceux-ci réagissent tous ensemble et d'une seule manière, c'est-à-dire tactilement, sur l'objet imprégné, le fœtus; d'où il me semble que la place de cette réaction est bien moins déterminée que dans le cas de la pièce convoitée, où la jouissance est seulement oculaire.

J'ai connu un individu chez lequel le siège du sens du

goût ou son voisinage, c'est-à-dire la voûte palatale, affectait par en haut la forme tranchante du coin; et il était né avec une bouche de raie, poisson que sa mère avait, en effet, convoité, étant enceinte de lui. Tous ces faits ne sont pas plus étonnants que celui de l'homme-chien qu'on a vu à Paris, au Vauxhall (octobre 1873), avec son fils Fédor, quoique ce dernier phénomène puisse être interprété par une considération de compensation naturelle très différente de celle que j'invoque ici : le père et son fils ont la face poilue; mais ils n'ont chacun que quatre dents sans alvéoles ailleurs.

Il resterait à citer des faits de concentration nerveuse affectant les tissus des organes de l'ouïe et de l'odorat; mais je n'ai pas de renseignements à ce sujet.

On sait que la magnétisation entre deux êtres animés n'est autre chose que la conséquence de l'imprégnation nerveuse des tissus de l'un par l'autre. Lorsqu'il s'agit d'acte purement mécanique, il doit se présenter des analogies entre les phénomènes produits dans le cas où l'objet magnétisé est inanimé, et ceux produits dans le cas où il est animé, § IX, XXIII. Si l'objet imprégné est animé, mais sans volonté, ce qui est le cas du fœtus, il se rapproche beaucoup de la condition de l'objet inanimé; et en effet, les divers actes produits sur le fœtus par un regard de la mère, j'ai pu les expliquer en reprenant les raisonnements déjà employés pour l'explication des phénomènes névro-statique et névro-dynamique.

On trouve donc, ce qui me semble remarquable, que la formule § XXIII, quoique faite pour les cas de condensation nerveuse extérieure, convient encore aux cas de condensation intérieure. Le fœtus est un véritable miroir-réflecteur-organe réalisant automatiquement, c'est-à-dire selon son organisme, la pensée maternelle, inconsciemment pour la mère et lui.

Il existe un effet terrible de la condensation ou concentration fluidique intérieure par le désir intense, chez d'infortunés extatiques, qui, à force de contempler, des journées et des mois entiers, les marques du supplice de la Passion, voient apparaître sur leur propre corps les *stigmates* qu'une prière ardente ne cessait de demander comme un bienfait de la Providence. C'est sans doute le plus haut degré possible d'hypéresthésie locale ou d'exaltation nerveuse volontaire, dont l'explication est bien facile après ce qui précède. Il doit résulter de cet état de grands désordres dans l'économie des forces mentales, car la partie stigmatée ne peut devenir miroir-organe de la pensée matérielle de l'extatique qu'aux dépens de ses fonctions organiques naturelles, ce qui n'a pas lieu dans le cas précédent, où l'objet intérieur actionné est toujours très imprégné pour vivre et croître, possédant déjà un organisme sensible particulier.

XXVII

ANNEAU MAGNÉTIQUE. — HYPNOTISME.

Quelques ouvrages sérieux sur le magnétisme admettent qu'un objet inanimé est magnétisable pour des jours, des semaines, des mois, etc. Je ne crois le dépôt de fluide nerveux possible et durable sur un corps solide que pendant quelques secondes, comme l'indique l'expérience du § XX. Je n'aperçois aucune raison plausible qui ferait penser que le fluide puisse s'emmagasiner presque indéfiniment dans un solide, car le refroidissement doit faire disparaître promptement l'imprégnation première.

Le fait d'une somnambule qui s'endort au moyen d'un anneau soi-disant magnétique n'a pas de sens pour moi. Si le sommeil magnétique est sincère dans ce cas, et il y a des moyens de s'en assurer, je n'y vois autre chose qu'un acte d'hypnotisation, c'est-à-dire de concentration nerveuse volontaire ou d'automagnétisation possible, puisque j'ai pu l'obtenir sur moi-même, et qui, pour la somnambule, aurait tout aussi bien réussi sans l'anneau. L'hypnotisme, effet de condensation ou de concentration nerveuse intérieure, découvert en 1743 dans les hôpitaux de Londres par le chirurgien anglais Braid, est un état pathologique provoqué et parfois personnel, qui développe momentanément certaines facultés sensorielles ou mentales. Une personne nerveuse peut s'hypnotiser, non sans douleur, en se forçant à loucher par un effort violent de convergence des axes des yeux vers la base du nez, prolongé pendant quelques minutes. L'ouïe peut être hypéresthésiée hypnotiquement par une forte concentration nerveuse, qui mettrait le sujet dans un état d'intelligence musicale extraordinaire, à l'audition d'un morceau de musique, inintelligible pour lui dans l'état journalier de veille. Un pareil fait m'est parfaitement connu, et j'ai remarqué que cet état d'exaltation de l'ouïe coïncidait avec un état d'abaissement considérable de sensibilité des quatre autres sens.

L'hypnotisme volontaire existe naturellement chez plusieurs animaux. Les *pigeons voyageurs*, après s'être enlevés à la station A.... du départ, se plongent, par l'ardeur du désir, dans un état d'exaltation nerveuse qui amène l'hypnotisme; alors ils décrivent des cercles de plus en plus élevés, jusqu'à ce qu'ils se sentent voir hypnotiquement le colombier, à trente lieues de là, et ils s'y dirigent en ligne droite, ce qui prouve bien que leur vue n'est pas celle des yeux. J'ai fait l'expérience avec des pigeons qui n'avaient jamais été à A... La nature supplée parfois à l'inintelligence ou à la faiblesse relative des animaux par le développement extraordinaire de certaines de leurs facultés sensorielles. On connaît le degré prodigieux de la portée de l'odorat chez certains animaux chasseurs.

L'hypnotisme est un cas particulier du somnambulisme naturel ou magnétique. Il est bien loin d'en présenter toutes les phases si curieuses. Il en diffère en ce que le souvenir des choses dites ou vues peut revenir après le réveil. A l'état partiel surtout, il ne présente aucun symptôme somnambulique, à moins qu'on ne le produise chez un prédisposé, soit névropathe ou hystérique.

L'hypnotisme peut être amené chez certains malades par la fixation subite du soleil, ou d'un objet brillant, ou d'un feu électrique. Mais l'hypnotisme obtenu sur un sujet par le regard de l'opérateur peut être un état magnétique ou somnambulique provoqué ; car on ne saura pas facilement distinguer, dans ce cas, s'il y a envahissement par le fluide nerveux de l'opérateur, ou simplement concentration intérieure due à l'impressionnabilité du sujet.

Il est à présumer que les phénomènes produits par l'hypnotisme seul, ou par l'hypnotisme et la métalloscopie combinés (1882) ne peuvent être gradués, calmés, modifiés comme ceux du magnétisme animal, et que, par suite de leur fixité, ils présentent le danger de déterminer l'incurabilité chez le malade par la paralysation des centres nerveux.

XXVIII

TRANSMISSION DE PENSÉE. — MADAME R... L. — CRISIAQUES DE MORZINE.

L'étonnement, la surprise qu'on éprouve au sortir d'une consultation spirite qui a réussi ne tient qu'à l'une de ces deux circonstances également possibles : ou bien le médium, toujours névropathe, s'est trouvé en concordance avec le consultant fortement impressionné automagnétisé accidentel par émotion, et alors ce dernier a dévoilé sa pensée à son insu par battements tabulaires personnels ; ou bien le névropathe, médium de profession et en même temps magnétisé ou hypnotisé partiel par le consultant, a saisi à son insu la pensée de celui-ci, et a répondu par battements personnels ce que sa sagacité lui suggérait, croyant être guidé par un Esprit.

L'analyse des premiers phénomènes volontaires a suffisamment fait ressortir, je crois, l'exactitude de ces deux assertions. Quand le consultant fait parler la table par lettres, celle-ci devient le transmetteur visible de sa pensée, et le médium en profite. Mais quand c'est le médium qui a lu, *a priori* et sans intermédiaire, la pensée du consultant, cette pénétration ou transmission aérienne n'est pas actuellement démontrée pour le lecteur; et, en effet, sa place véritable appartient à la théorie du *magnétisme animal entre personnes*. Cependant le docteur Despine a donné de ce phénomène une explication très naturelle que je crois devoir reproduire ici. J'espère ainsi que la théorie des phénomènes dits spirites, telle que je la présente dans ces études, ne laissera plus aucun *desideratum* regrettable.

« On admet aujourd'hui que le principe d'activité et de communication universelles est un fluide impondérable, dont les molécules sont dans un état perpétuel de vibrations générales, l'éther, qui remplit l'espace et tous les corps. L'activité n'est pas dans la matière nerveuse; elle est inhérente à l'éther qui, vibrant dans les organes nerveux sous le nom de force nerveuse ou électricité animale, etc.,.produit, selon les organes qui sont actifs, les phénomènes ou organiques, ou automatiques, ou psychiques; de même que, en traversant les corps bruts sous des vitesses moléculaires immenses et diverses, cet éther s'appelle lumière, chaleur, électricité, magnétisme terrestre, gravitation, attraction moléculaire, affinité chimique. Dans tous les cas, il n'est pas douteux que l'éther ne soit le principe des actions à distance, le principe de transmission d'activité d'un corps, d'un organe à un autre corps, à un autre organe similaire, même fort éloigné. »

« D'après ces données, on conçoit comment l'activité cérébrale qui préside aux manifestations psychiques, c'est-à-dire aux sentiments, aux passions, aux pensées quelconques, aux volontés chez un individu, puisse, sous certaines conditions d'impressionnabilité, retentir d'une façon efficace sur le cerveau d'un autre individu au moyen de l'éther, y déterminer une activité de même nature, et y faire surgir des éléments instinctifs, des pensées, des représentations mentales et des volontés semblables. Tout acte psychique a incontestablement pour cause une modification cérébrale des vibrations, un mode particulier d'activité dans les cellules de la substance grise du cerveau. Ces vibrations ne sont pas, il est vrai, susceptibles d'imprimer, par l'intermédiaire de l'éther, des vibrations semblables dans les cerveaux sains environnants; elles sont impuissantes à y faire surgir une activité semblable, et par suite, des phénomènes psychiques semblables. Cependant, quelque faibles que soient ces vibrations, elles ne se propagent pas moins au dehors, frappant ces cerveaux sans effet. Mais supposons que parmi ces cerveaux il s'en rencontre un dans un état d'impressionnabilité telle, qu'il soit influencé par les vibrations éthérées provoquées par l'activité d'un cerveau sain, et que ces vibrations produisent dans ce cerveau impressionnable des vibrations identiques : l'activité de cet organe donnera certainement lieu à des idées semblables à celles du cerveau voisin, en même temps que lui parviendront les vibrations cérébrales de celui-ci. Ainsi s'explique naturellement la transmission de la pensée de la volonté d'un individu à un autre, sans signe extérieur. Si cette action est rare, cela ne tient ni au mode d'action du fluide éther ni aux lois qui dirigent ce mode d'action, deux choses qui ne changent pas; cela tient à l'état particulier dans lequel le système nerveux peut être influencé par cette action si faible, état qui réside surtout dans une sensibilité extrême, anormale, pathologique et heureusement rare de ce système. L'action de l'agent est toujours la même; ce qui varie et ce qui rend le phénomène rare, c'est l'état des organes nerveux qui reçoivent l'action de l'agent. »

Les interprétations précédentes se reproduisent sans la moindre difficulté dans les diverses manières de faire parler les esprits, car les médiums ont des systèmes différents d'opération, que le degré, la nature de leur névropathie leur a fait préférer dans leurs exercices préparatoires. Mme R. L..., fort intelligente, opère par les soulèvements de deux pieds d'une table à quatre pieds non sensiblement vibrante. Le numéro du dernier soulèvement indique le rang d'une lettre de l'alphabet. J'ai pu apprécier que, très impressionnable au fluide du consultant, tout en paraissant très calme, elle puise ses renseignements dans la pensée de celui-ci (quand il y en a), et se croit guidée par un Esprit. Sa personne affirme l'expression convaincante de la sincérité; c'est un médium honnête. J'avais remarqué quelques battements sonores pendant la consultation tabulaire. Mme R. L..., sur ma question, les attribua à l'âme invoquée. Pour moi, c'étaient des gouttes nerveuses, irrégulières, provenant de Mme R. L..., très visiblement chlorotique, mais n'indiquant évidemment rien pour la dictée.

Je ne parle pas, dans cette étude, des médiums écrivains, voyants, etc., tant préconisés dans les livres de la doctrine. Ces médiumnités ne sont, pour moi, que des hypnotismes volontaires ou joués. La Pythie n'était tantôt qu'un médium écrivain, tantôt qu'une fille crisiaque, esclave agissant au bénéfice des prêtres du temple de Delphes. Mme L... est crisiaque et se réveille vite. Pour moi, elle n'est ni magnétiseur ni magnétisée, elle se dirige elle-même; elle ne peut être médium dans aucun sens qu'on attacherait à ce mot. Tout au plus croirais-je à un certain degré d'hypéresthésie volontaire, à cause de l'intelligence remarquable qu'elle montre dans ses crises.

Du reste, on comprend que, dans tous les temps, les pays livrés à des pratiques superstitieuses voient naître des désordres nerveux représentables, spiritement, par tous les genres de médiumnité possibles. L'épidémie des filles crisiaques de Morzine (Haute-Savoie) a donné récemment, sous ce rapport, des cas très variés. La *Revue spiritualiste* (page 135, tome VII) prétend que Morzine est un lieu *hanté*. Cette opinion ne peut manquer d'être bien accueillie par les paysans bas-bretons qui s'abonnent à ce recueil.

XXIX

SYNTHÈSE DES PHÉNOMÈNES RÉELS.

Revenant sur les problèmes précédents, volontaires ou involontaires, au contact ou à distance, pour les synthétiser, je trouve que la condensation nerveuse peut exister en dedans et en dehors de l'homme dans des cas déterminés. A l'intérieur, elle produira des actes intellectuels, anormaux, que je n'examine pas en détail, comme étant du domaine de l'hypnotisme ou du somnambulisme naturel, ou du magnétisme animal entre personnes, ce qui n'est pas mon sujet. Cependant j'en ai parlé plusieurs fois dans cet ouvrage. Dans quelques cas spéciaux, j'ai rapporté les effets matériels que produit le fluide à plusieurs des cinq sens.

Quant à la condensation extérieure ou émission, l'homme ne peut projeter le fluide hors de lui que de quatre manières : 1° sans intention, par étincelles obscures ou gouttes nerveuses, sensibles à l'ouïe, quoique sortant sans secousses des extrémités du corps dans l'état de surabondance nerveuse, § XIII ; il y a émission involontaire sans contraction ; — 2° par l'action volontaire prolongée pendant un certain temps, répétée en des exercices plus ou moins longs, et devenant généralement maladive. Le fluide se dégage obscurément par ondes, et se manifeste par le mouvement vibratoire dont j'ai parlé, § VIII, IX, sur l'objet qui reçoit la projection nerveuse; cet objet est dit alors magnétisé ou imprégné. L'étincelle obscure, ou battement, qui résulte de la condensation ou contraction fluidique, ne vient ensuite que sous l'excitation d'un désir énergique, à l'instant de son accomplissement, § X; et on a vu comment cette étincelle peut être remplacée par des intégrations d'autres formes, § XIV, XVI, etc., conformément à la loi de transformation mécanique du mouvement, citée § IX; — 3° par l'action involontaire résultant d'une inquiétude perpétuelle, § XXIX, ou d'une violente impression morale. Il peut y avoir déperdition ou émission soudaine, avec de brusques condensations sur les murs, et de véritables détonations, mais jamais de contraction, puisque la volonté n'y est pas; — 4° par l'action volontaire intense, comme dans le cas des poissons électriques, et alors le fluide produirait paralysation de l'objet animé atteint, et peut-être illumination nerveuse pour l'objet inanimé atteint, § XXV.

Il est à remarquer, en forme de conclusion générale, que si l'existence de l'*émission nerveuse*, avec ou sans contraction, est sensible chez divers individus, et que de là on veuille induire qu'elle existe du plus au moins chez tous les animaux, on ne fera que reconnaître l'uniformité du plan de la création (*natura non facit saltus*), déjà proclamé par Cuvier, et mentionné plus explicitement dans ce principe de Milne-Edwards : *Il n'y a pas de fonction organique qui soit spéciale à un animal; elle ne fait qu'exister chez tous à des degrés variables.*

Dans le magnétisme minéral, il existe cette loi curieuse, d'une généralité analogue à la précédente, et que Faraday a reconnue au moyen de puissants électro-aimants : *Toutes les substances, et même les liquides et les gaz, ont la faculté magnétique ou diamagnétique.*

XXX

DE L'AGENT DIT FLUIDE NERVEUX.

La vitesse de l'agent ou fluide nerveux, ou électricité animale dans le corps humain, est presque instantanée, puisque l'on n'apprécie pas d'intervalle de temps entre la pensée mécanique et son exécution ; mais elle est cependant beaucoup plus lente que celle de la lumière et de l'électricité, d'après les expériences de Helmholtz. J'en ai reconnu une preuve matérielle dans une assemblée spirite, en entendant des étincelles nerveuses tomber sur l'abat-jour en papier d'une lampe, sans que le moindre mouvement y fût sensible : effet analogue au phénomène de la balle, lorsque sa vitesse est assez grande pour qu'elle traverse une vitre sans l'ébranler. Humboldt admet non seulement une circulation nerveuse, mais encore une expansion fluidique externe plus ou moins énergique, et formant une sphère d'activité semblable à celle des corps électrisés. Hors de cette idée, comment expliquer les phénomènes d'émission naturelle, d'incontinence, de phosphorescence nerveuse, etc.? Du reste, on sait que l'électricité circule infiniment moins vite dans l'intérieur des nerfs (30 mètres par seconde) que dans les fils télégraphiques. Cela vient de ce que les tubes nerveux sont de très médiocres conducteurs, étant formés par une colonne liquide d'un diamètre microscopique.

L'idée de fluide impondérable vibrant, doué d'une vitesse instantanée, pouvant s'épandre et se contracter par l'acte volontaire, lorsque sa projection ne se fait pas trop loin du cerveau, paraît s'adapter, avec une grande vraisemblance, à toutes les circonstances des phénomènes précédents et à d'autres phénomènes du même ordre que je ne veux pas citer, parce que m'ayant été communiqués isolément, sans vérification publique possible, ils peuvent être contestés, tout en affirmant la question de sincérité.

Les phénomènes que j'ai mentionnés précédemment, et que j'ai vus plusieurs fois sont assez communs, et je crois qu'on pourra toujours les vérifier, si l'on veut faire les recherches convenables. J'en ai vu beaucoup d'autres très rares dans les cercles, et que j'oserais à peine citer (tel que le cas d'étincelles nerveuses éclatant régulière-

8

ment dans l'air), crainte à mon tour de provoquer l'incrédulité. Mais tous les phénomènes non relatés ici, qu'une personne sérieuse aura pu observer, trouveront toujours leurs explications dans celle de l'un des précédents types; et j'y ramène de même tous les phénomènes si étranges produits par les fakirs, et publiés par Jacolliot à son récent retour des Indes.

Ces explications ne changeront pas probablement, quelles que soient les propriétés de l'agent nerveux, ou de l'électricité animale que les investigations scientifiques les plus récentes tendent à découvrir[1]. L'éther est toujours le seul fluide impondérable, occupant l'espace et tous les corps, dont il est le principe de correspondance universelle, changeant de nom suivant la nature des trajets ou des obstacles qui modifient la vitesse de ses vibrations générales, § XXVIII. On a donné à l'agent ou fluide nerveux bien des noms divers, entre autres celui d'éther animalisé. J'ai cru pouvoir les employer tous indistinctement.

On a fait observer que cette conception toute moderne ne date pas de nos jours, puisqu'Aristote parle du fluide universel qu'il appelle *énormon*, que les brahmes désignent sous le nom d'*agasa*, et qu'enfin Mesmer indique clairement dans ses aphorismes (1780). Mais il faut

1. Voyez la brochure récente de M. le Dr Barety sur *la Force neurique rayonnante* (1882).

reconnaître que cette idée générale de l'éther n'a pris un caractère scientifique que de nos jours, par l'étude des lois qui président à ses transformations par voie d'équivalence. J'en ai cité plusieurs fois une qui rentre directement dans mon sujet, et qu'on retrouvera toujours dans tout phénomène réel prétendu spirite, autre que ceux qui font l'objet de ces études : c'est la loi de transformation mécanique du mouvement, § IX et suivants. En résumé, la théorie que je propose ne trouve d'objection dans aucune des connaissances scientifiques aujourd'hui acquises; elle ne tend, au contraire, qu'à s'en rapprocher pour y chercher sa meilleure confirmation.

XXXI

OPINION D'HIPPOLYTE RENAUD SUR LES PHÉNOMÈNES RÉELS PRÉTENDUS SPIRITES. — VŒU DE L'AUTEUR.

Maintenant que je crois avoir démontré comment *les phénomènes réels prétendus spirites ne sont que des manifestations inconscientes de l'action magnéto-dynamique du fluide nerveux*, et avoir par cela même donné une théorie complète du *magnétisme mécanique*, je suis heureux de pouvoir déclarer ici que plusieurs écrivains distingués ont dépassé M. Foster dans son appréciation de ces phénomènes, § II. Ils ont présenté, sous forme d'opinion préconçue, c'est-à-dire conditionnelle, hypothétique ou sentimentale, bonne part de ce qui est une conclusion déductive de l'ordre de ces études expérimentales. Voici comment s'exprime M. Hippolyte Renaud, page 186 de l'ouvrage intitulé : *Destinée de l'homme dans les deux mondes*, Paris, 1862 :

« Nous n'aurions pas de répugnance invincible à croire qu'un homme peut, par la fixité de sa pensée, par la tension continue des fibres de son cerveau, arrêter la circulation des fluides invisibles, de manière à les accumuler en lui, et à acquérir des propriétés d'attraction et de répulsion matérielles analogues aux propriétés de même nature que font acquérir à certains corps le frottement, le contact ou le voisinage d'autres corps convenablement choisis et préparés. »

« S'étant ainsi donné des propriétés semblables à celles que possèdent les aimants, les corps électrisés, etc., un homme pourrait imprimer des mouvements à des objets matériels, à des tables, à sa main, à la plume qu'il tient serrée entre les doigts. Moteur unique de ces mouvements, il en déterminerait, sciemment ou sans en avoir conscience, le caractère et la signification. Les réponses partiraient de lui aussi bien que les demandes. »

« Notre explication a sur celle de M. Maury, de l'Institut, cet avantage qu'elle convient, quel que soit le degré de confiance que méritent les récits des expérimentateurs. Nous rentrons d'ailleurs complètement dans l'opinion de cet écrivain, quant à l'insignifiance des renseignements et des instructions qu'on peut obtenir par ce procédé. Nous nous écartons de lui seulement dans tout ce qui touche à la cause matérielle des mouvements observés. »

« Les pages, les volumes écrits sous la dictée des Esprits viennent à l'appui de notre opinion. On n'y trouve, sur tous les sujets, que des généralités et des lieux communs que nous serions tous très capables de produire, et pour lesquels les êtres de l'autre monde auraient bien tort de se déranger. Et si l'inspiration spirite ou magnétique paraît, une fois par hasard, dépasser la portée ordinaire de celui qui la reçoit, nous savons qu'une surexcitation du cerveau produit le même effet, dans plusieurs états de maladie. »

« Ainsi dépouillés de leur apparence merveilleuse, les phénomènes de cet ordre méritent encore cependant d'être soigneusement examinés au point de vue scientifique. Des études faites selon la pensée de M. Maury et de moi ne pourraient jeter personne dans cet état d'exaltation, qui a produit déjà de si fâcheux effets sur des esprits faibles. »

Il est certain, d'autre part, que si l'impossibilité des doctrines spirites, non essentiellement quant à la prédication morale, mais surtout quant au mode de révélation, était saisissable *a priori*, pour moi comme pour bien d'autres, il n'y avait là qu'une appréciation insuffisante, incapable de convaincre ceux qui aiment l'illusion, comme ceux qui n'admettent que des démonstrations positives. Ceux-ci veulent que, si la vérité peut bien quelquefois être devinée, elle ne prétende à être enseignée, en tout cas, que par voie de raisonnement. J'ai donc cru ne pas devoir m'arrêter à un simple sentiment d'intuition commune, et poursuivre, sans faiblir, l'examen expérimental des phénomènes physiquement vrais les plus connus, jusqu'à leur entière explication. Je m'estimerai assez récompensé de ma persévérance, si je réussis à mettre quelque obstacle à l'invasion des nouvelles aberrations mentales que les pratiques spirites tendent à introduire au milieu de nous. Il existe encore aujourd'hui à Paris quarante mille spirites, à Lyon vingt-cinq mille, à Toulouse trois mille, en France deux cent cinquante mille, en Angleterre deux cent mille, en Italie quatre-vingt mille, en Russie cinq cent mille, en Amérique douze cent mille, une immensité dans l'Inde et en Afrique.

Paris, avril 1882.

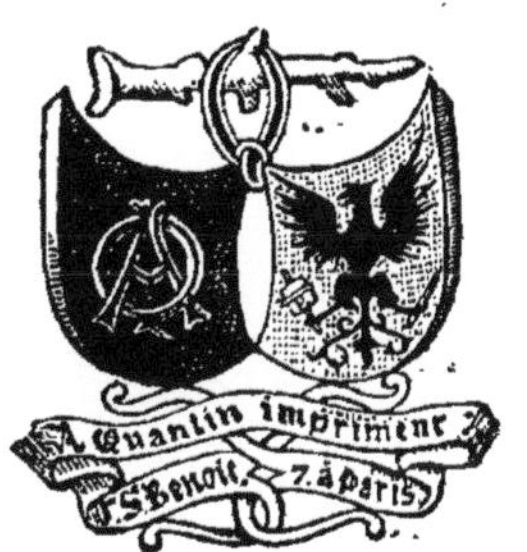
A. Quantin imprimeur
r. S. Benoit, 7. à Paris

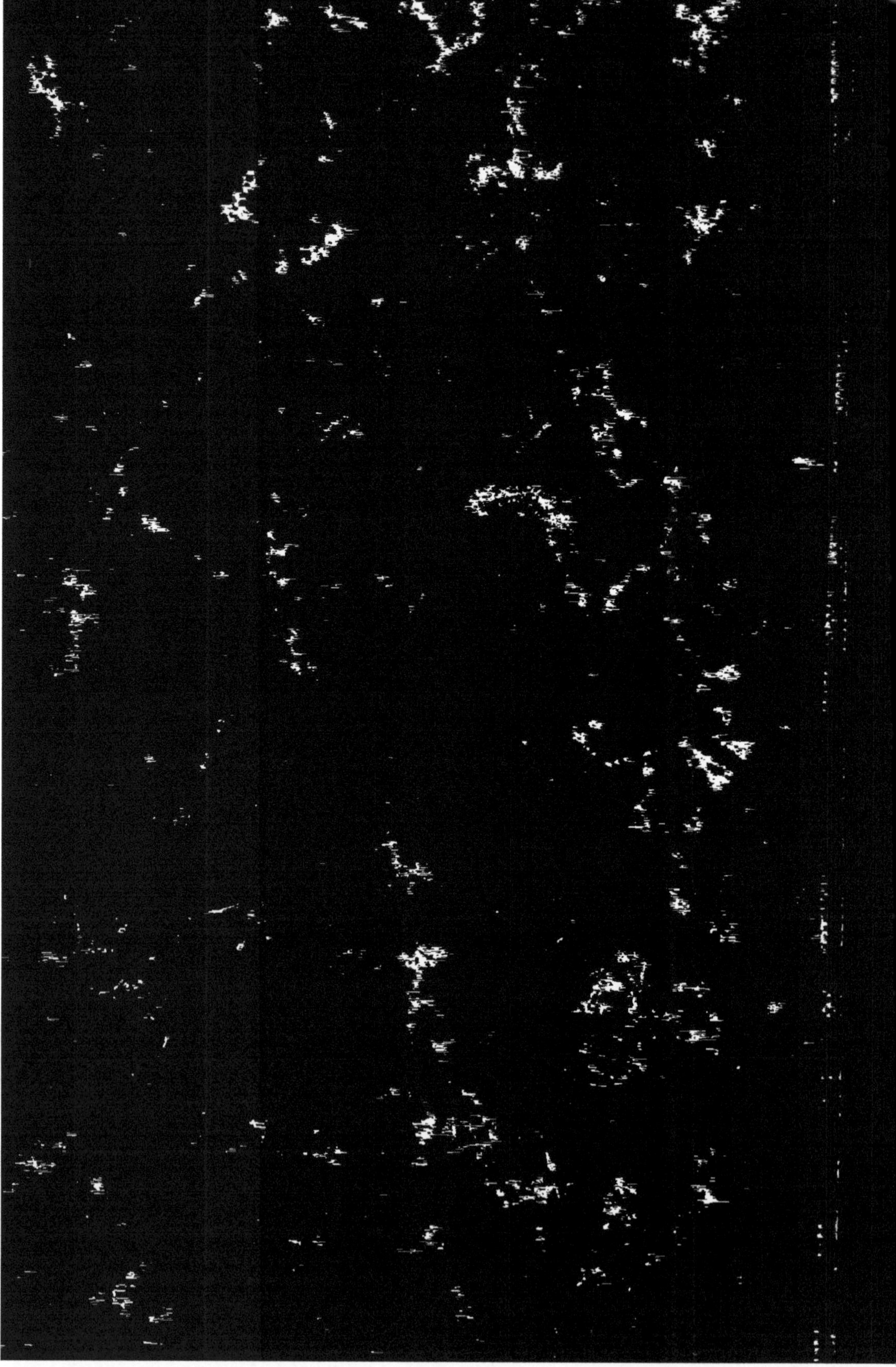

www.ingramcontent.com/pod-product-compliance
Ingram Content Group UK Ltd.
Pitfield, Milton Keynes, MK11 3LW, UK
UKHW021102200726
13857UKWH00003B/1057